血管・骨・筋肉を強くする!

ゾンビ体操

医師　池谷敏郎

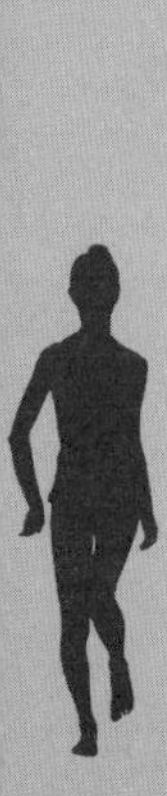

はじめに

医師として患者さんを診察するようになってから30年近く経ちます。

若い頃、それこそ学生の頃は、自分が運動好きなこともあり、運動は誰でもふつうにできるものだと思っていました。

ところが、医師になって実際に患者さんを診察するようになると、その認識が甘かったことを痛感しました。


私が専門とする内科、循環器科《じゅんかんきか》では、主に高血圧や脂質異常症そして糖尿病など、生活習慣病の患者さんを診察します。生活習慣病の治療では、食事療法とともに、運動療法が欠かせません。そこで、患者さんご自身で実践していただくために具体的な運動をおすすめするのですが、指導通りに実践できない方がほとんどだったのです。

診察のたびに「運動されていますか?」とたずねるのですが、**みなさん、それはもう「できない理由」をいろいろおっしゃいます。**

特に多いのが、「寒いから」「暑いから」「ひざ（腰）が痛いから」「時間がないから」「花粉症だから」、この5つ。私はこれを「**運動できない五大言い訳**」と名付けました。診察の際に運動の大切さをよく説明すると、患者さんは「はい」とおっしゃって帰っていかれます。てっきり、自発的に運動されるだろうと思っていたものの、その後の検査数値には一向に改善の兆しが見えてこないのです。

そこで改めて運動をしているか聞いてみると「やっていません」とのこと。どうしてやらないのかとたずねてみると、先ほど挙げた「五大言い訳」が返ってくるわけです。

この五大言い訳がクセ者で、夏は暑いからできない、冬は寒いから、春と秋は花粉症だから…これではオールシーズン運動できないことになってしまいます。

また、筋力をつけて転倒を予防してほしいおじいちゃん、おばあちゃんは、足腰が痛くて運動できないとおっしゃいます。これくらいの運動だったらできるだろうと、さまざまなアレンジをして提案したところで、なかなかやる気を起こしてくれません。

「ゾンビ体操のパラパラ漫画」
本の端を持ち、素早くページをめくりましょう。
ゾンビ体操の動きがわかります。
▼▼▼

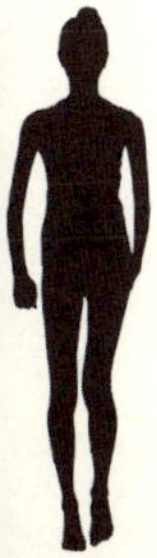

巷《ちまた》ではダイエットに効く、肩こりや腰痛予防に効く、生活習慣病の予防・改善に効くといったさまざまな運動が紹介されています。ただ、問題は**忙しい現代人にとって、いろいろな運動を行うのはとてもハードルが高いことです**。

そこで、さまざまな要素を一つにまとめた、簡単で楽しい有酸素運動を考えました。さらに、運動しながら心と体をリラックスさせる効果が期待できる運動が望ましいと考えました。こうしてできあがったのが、このゾンビ体操です。脱力した動きがゾンビっぽいことから、こう名付けました。

周りに少し紹介したところ、ユーモラスな動きと名前が好評で、一気に広まりました。私の患者さんも「面白い」「これならできる！」と、みなさん楽しんで実践され、どんどん健康になっていきました。

大の運動嫌いでも、ゾンビ体操ならできる。それくらい簡単で、誰でも楽しくできる体操です。ただ難点は、人に見られるとちょっと恥ずかしいということでしょうか…。どんな運動かは、本書を読んでのお楽しみ！

こんな単純なことでいいの、と驚かれるかもしれません。だまされたと思って、家の中を歩くときにゾンビ体操をしながら移動してみてください。お茶をくみに行くとき、トイレに行くとき、「ピンポン」と宅配便が来て玄関に出るとき、とにかく家の中をゾンビ体操しながら歩いてみましょう。

ゾンビ体操をすれば、運動量は歩くときの約3倍になります。家の中でゾンビ体操をしながら動き回れば、3倍広い邸宅に住んでいるのと同じくらい動くことに!

これを365日続けたら、かなりの運動量になります。しかも、**生活習慣病の予防はもちろん、ストレス解消にも役立ちます。**それどころか、中高年が悩まされている多くの体調不良の予防・解消に効果が期待できるのです。

本書ではゾンビ体操のやり方、そしてその驚くべき効果をまとめました。

本書を読んで、あなたもゾンビ体操で健康で長生きを目指しましょう!

池谷敏郎

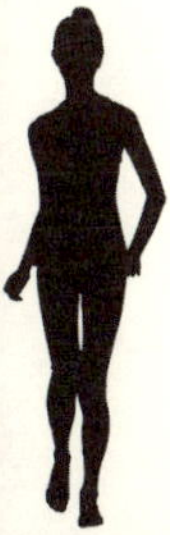

もくじ

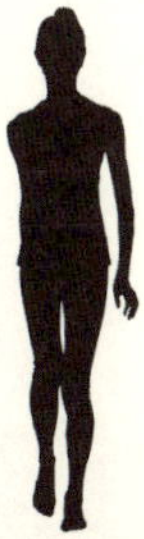

第3章 ゾンビ体操で健康になった患者さんたち

第4章 ゾンビ体操のメカニズムに迫る

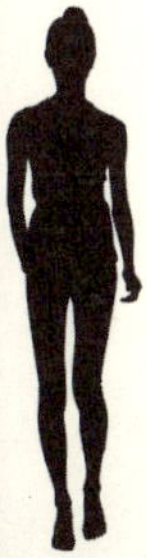

第1章

簡単に続けられ運動効果が抜群のゾンビ体操とは？

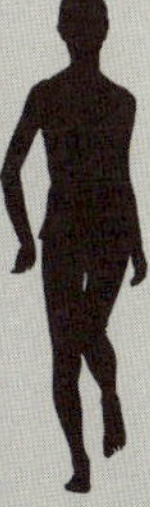

運動しながらリラックスできる理想の運動〝ゾンビ体操〟

私は、これまで忙しくて運動ができないという人のために、テレビを観ながらでも短時間でできる最も簡単な有酸素運動として、「その場ジョギング」を推奨してきました。そして、運動習慣をつけると共にストレスの解消にも役立てたいと考えてきました。

現代人は緊張している人がほとんどです。男性は職場でのストレスをため込んでいますし、女性は旦那さんへのストレスで体調不良を引き起こす〝夫源病《ふげんびょう》〟という言葉があるくらいです。親が高齢になれば介護ストレスも出てきますし、共働きの女性は仕事と家事でヘトヘトになっています。

これだけ疲れ切って、ストレスをためている人が多いのですから、**運動しながらリラックスできる、そんな運動がないかと考えたのがゾンビ体操考案の発端**です。

ゾンビ体操はいたってシンプルです。かかとを浮かせて、つま先でその場で足踏み

するようなイメージです。

その場で、1分間足踏みし、15秒休んで、また1分足踏みし、さらに15秒休んで1分足踏みする。つまり、トータル3分間足踏みします。

これだと、「その場足踏み」と同じことなので、

「なーんだ。そんなのこれまでにいろいろやってるし、知ってるよ」

と思われるかもしれません。


実は、**ゾンビ体操の核心は上半身の動き**にあります。

私には、子どもが3人います。子どもは嫌なことがあるとイヤイヤとまるでデンデン太鼓のように体をねじり、腕をブラブラと振ります。

私はこの動きが心と体をリラックスさせていることに気がつきました。先ほどの**その場足踏みに、この上半身の動きをプラスしたものがゾンビ体操の基本**です。下半身がちょっと元気なゾンビってところですね。

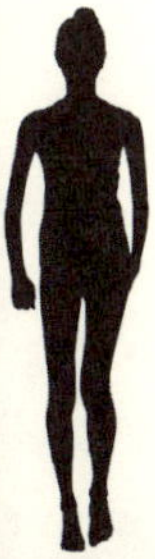

ゾンビ体操をするだけで血管年齢が若返る！

ジョギングは、歩くスピードの3倍くらいのエネルギーを使うと言われています。

ゾンビ体操は、その場で足踏みしているので、3分間の足踏みをジョギングにし、インターバル（合間）の体の動きと合わせれば（インターバルの詳細は後述します）、ウオーキングを10分間行ったのとだいたい同じ運動効果があります。

つまり、**ゾンビ体操をその場ジョギングで朝昼晩に3分間ずつ行えば、1日30分間歩いたのとほぼ同じことになります。**運動していない人にとっては、かなりの運動量です。寝る前にさらにもう1回追加すれば、より効果がアップします。

ジョギングが難しい場合は、その場で足踏みやウオーキングする程度でもOKです。効果はジョギングに比べると小さくなりますが、運動の効果は確実に出ますから。

1分間だと長いと思う方は、30秒から始めてください。1回30秒を、15秒のインターバルを入れながら6回続けると合計3分間になります。

おなかから足まで、下半身には全身の6～7割の筋肉が集まっています。**おなかを意識しながら行えば、下半身のほぼすべての筋肉を鍛えることができます。**

さらに、つま先から降りるため関節のクッションがうまく働き、ひざや股関節、腰への負担が軽く済みます。

足腰に痛みを抱えている方も、無理なく安全にできる運動なのです。

下半身の動きと、上半身のイヤイヤの動きをいっしょに行ったほうが効果的なのですが、**できない人はふたつの動きを別々に行っても効果があるので大丈夫です。**

また、足が悪くて立って行うのが難しい場合は、座った状態で、姿勢だけよくしてイヤイヤ運動をするだけでも十分です。

これだけでもリラックスできるし、首や肩の筋肉がほぐれて、手の血液循環がよくなりますから、血管の若返りにつながります。

ゾンビ体操をやるだけで、血管年齢が若返り、血液循環が改善するとともにさまざ

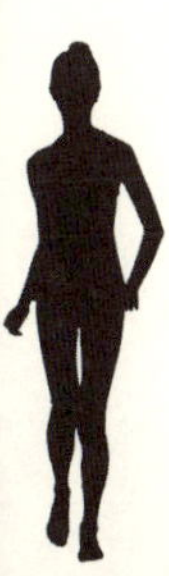

まな効果が期待できるのです。

家の中でできるので、暑い夏や寒い冬に外に出なくて済みます。**テレビを観ながらできますし、家族と会話しながらだってできます。**ただし、本は読めませんけど…。

極めてシンプルで、なおかつ効果がある。こんな運動はこれまでにありません。

百聞は一見にしかず。次のページからゾンビ体操のやり方をご紹介します。

【ゾンビ体操の基本】

●1分間×3セット。1回たったの3分間とお手軽

●基本は1日3回行う。間食をした後に1回プラスするとより効果的

●1分間がきつい場合は、30秒間でもOK

●ジョギングが難しい場合は、足踏みのペースをゆっくりにしてもOK

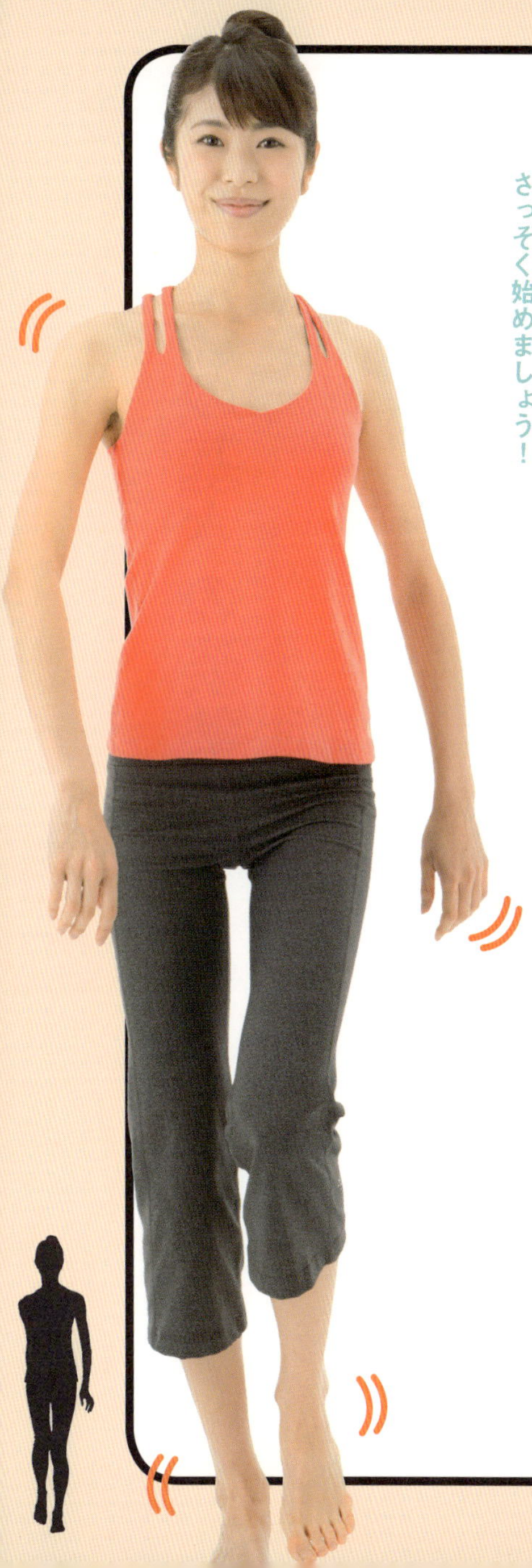

「ゾンビ体操」を始めよう！

高血圧、糖尿病、腰痛、ストレスなど
多くの症状を予防・改善する「ゾンビ体操」。
ここではそのやり方を解説します。
運動に自信がないという人もとても簡単なので
さっそく始めましょう！

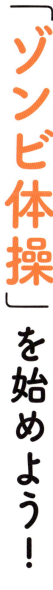

一瞬でグッと若返る！
ゾンビ体操の基本の姿勢

一言で言えば「姿勢のいいゾンビ」。これが基本の姿勢です。

この姿勢、見た目年齢がグッと若くなるので、ぜひマスターしてください。おなかを凹ませるようにして力を入れ、胸を張って背すじを伸ばせばOK。ただし、肩の力は抜いて、ゾンビになった気分でリラックスしてください。

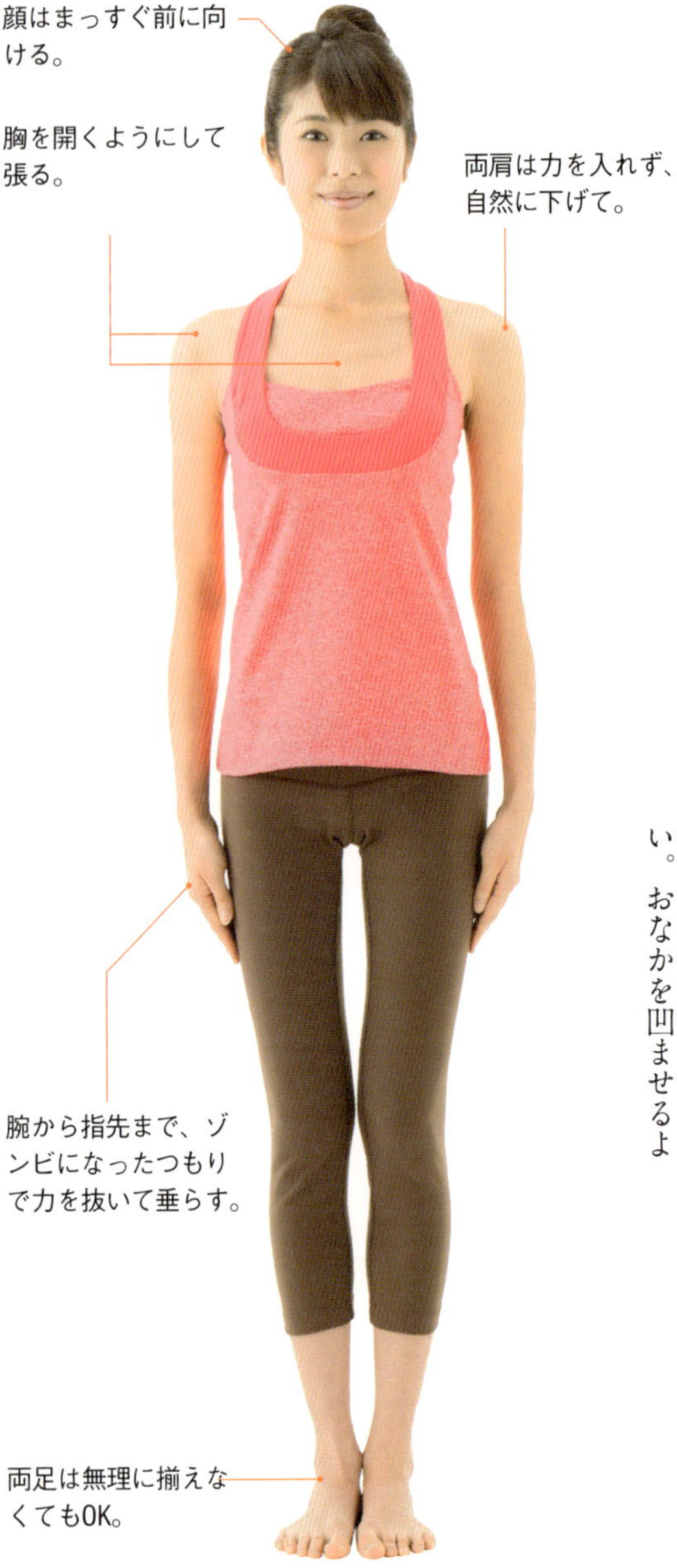
顔はまっすぐ前に向ける。
胸を開くようにして張る。
両肩は力を入れず、自然に下げて。
腕から指先まで、ゾンビになったつもりで力を抜いて垂らす。
両足は無理に揃えなくてもOK。

「基本の姿勢」のつくり方

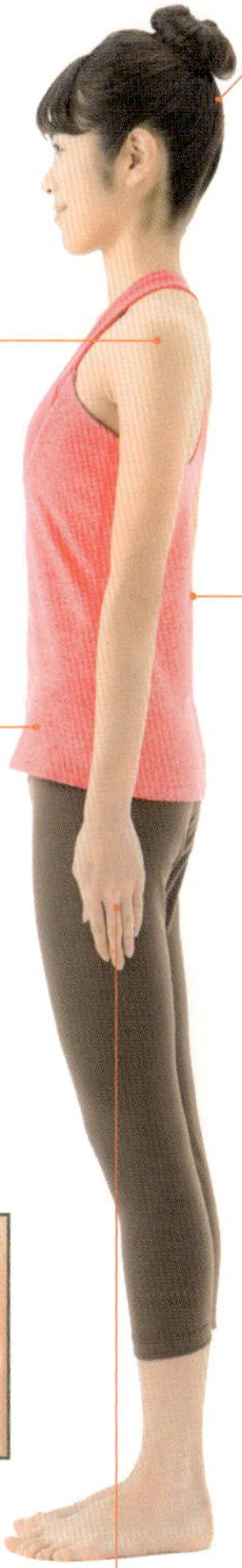

肩の力を抜く

肩の力は完全に抜いて両腕をだらんと垂らすのがポイント。両肩が体の前に出ないように注意!

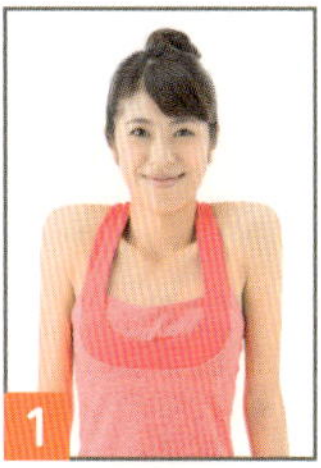

両肩を思い切り上げる。

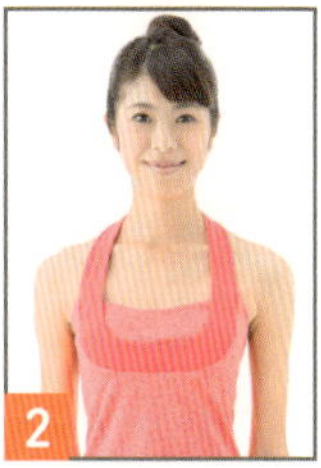

両肩の力を抜き、両腕を垂らす。

頭はまっすぐ!

耳～肩～腰～足のラインが一直線に並ぶのが理想的。

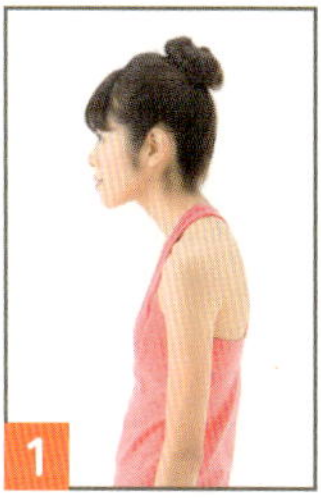

頭が前に出ていると、首を痛めるのでNG。

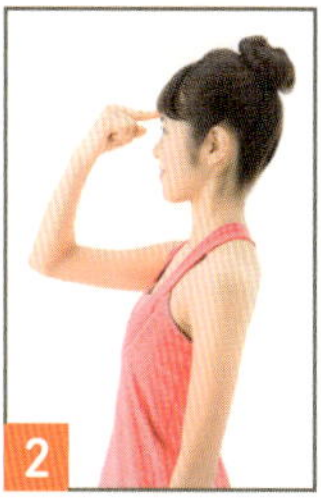

人差し指で額を押して、頭部を正しい位置に。

背すじを伸ばす

おなかが凹むように力を入れる

おなかに力を入れて正しい姿勢を保つのがポイント。

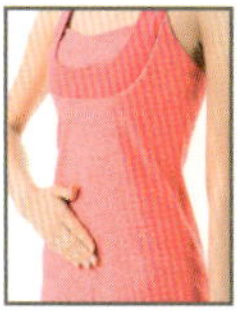

指の力を抜く

両腕の力は完全に抜いて垂らす。指も無理に揃えようとせず、力を抜いておく。

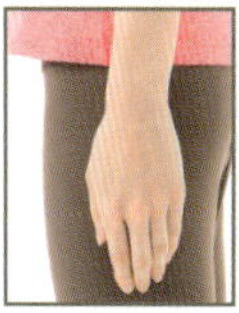

NG 姿勢

背中を丸める、頭や顎を前方に出すなどの姿勢は、首や背中、腰などを痛める原因に。力を抜くのは肩と腕だけにする。

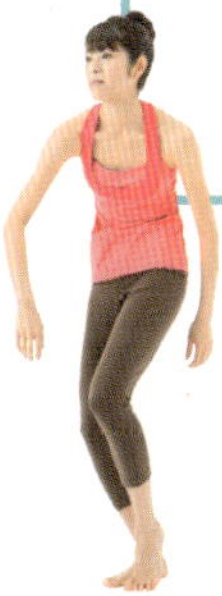

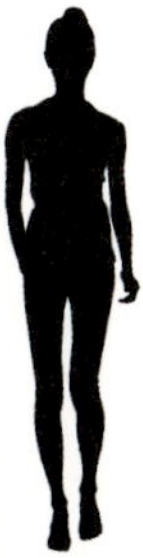

ゾンビ体操・動きの基本①

下半身は"足踏み運動"

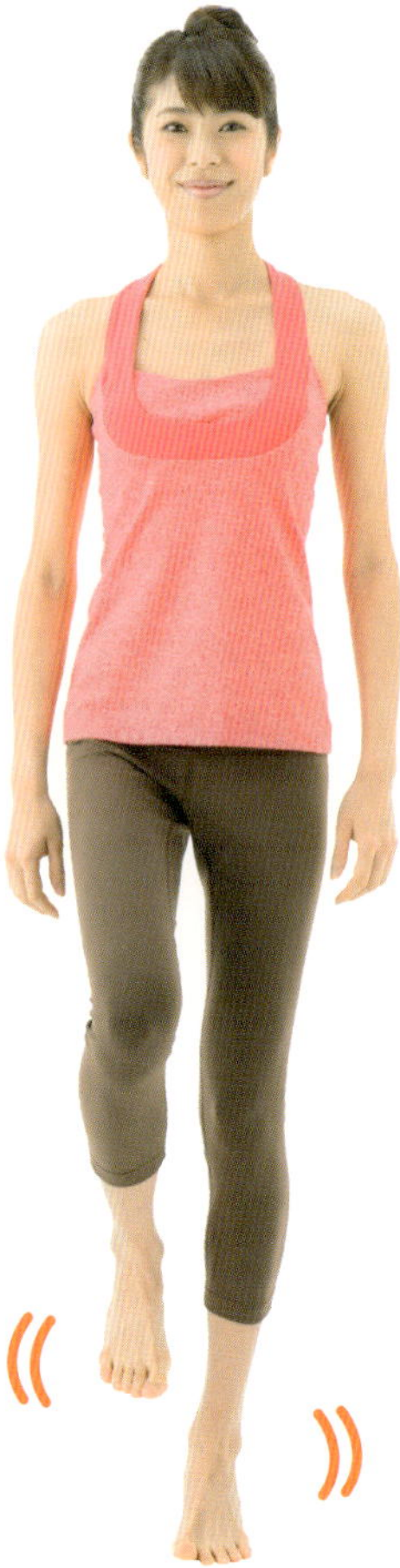

上半身・下半身それぞれの動きを解説します。

まずは下半身。基本の正しい姿勢をとったまま、その場で小刻みに足踏みをします。このとき、つま先で着地してかかとを少し浮かせるとさらに効果的です。

最初はゆっくりで構いませんが、慣れてきたら無理のない範囲で、少しずつスピードを上げてもよいでしょう。体力がついてきたら、最終的にジョギングくらいの動きになるのが理想です。

つま先で小刻みに足踏みする

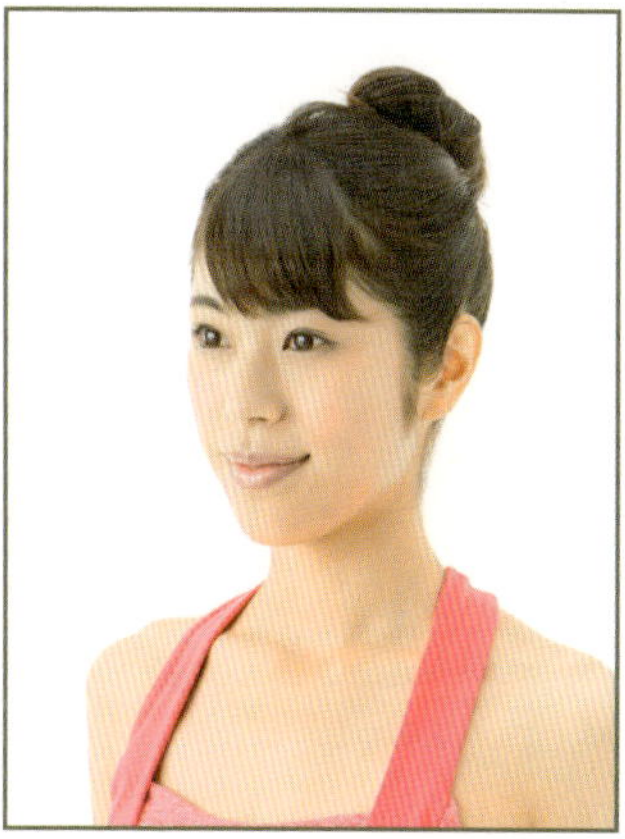

顔はまっすぐ前を向く

前を向いて正しい姿勢をキープ。顔の筋肉をゆるめると、より効果が。

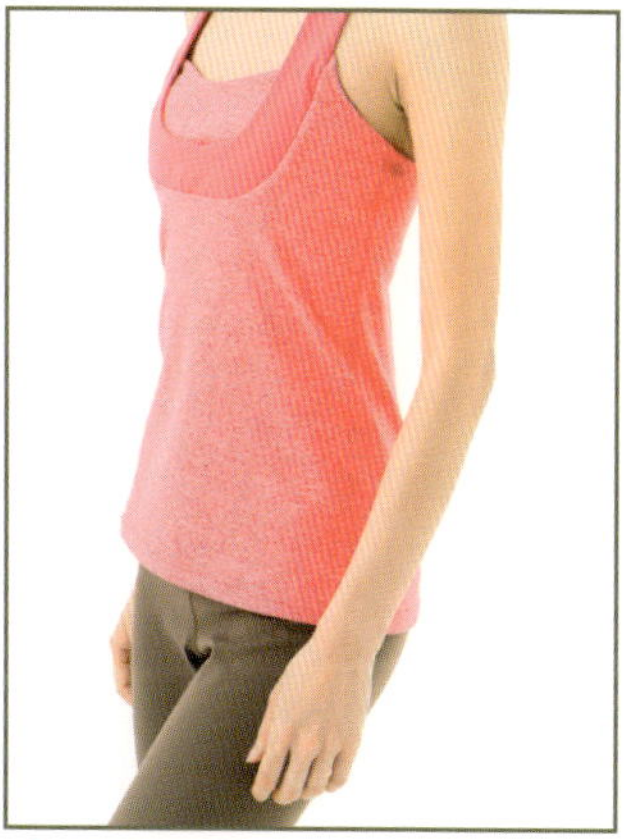

腕の力を抜く

肩から腕にかけては完全に力を抜く。足踏みにつれて自然にブラブラ揺れればOK。

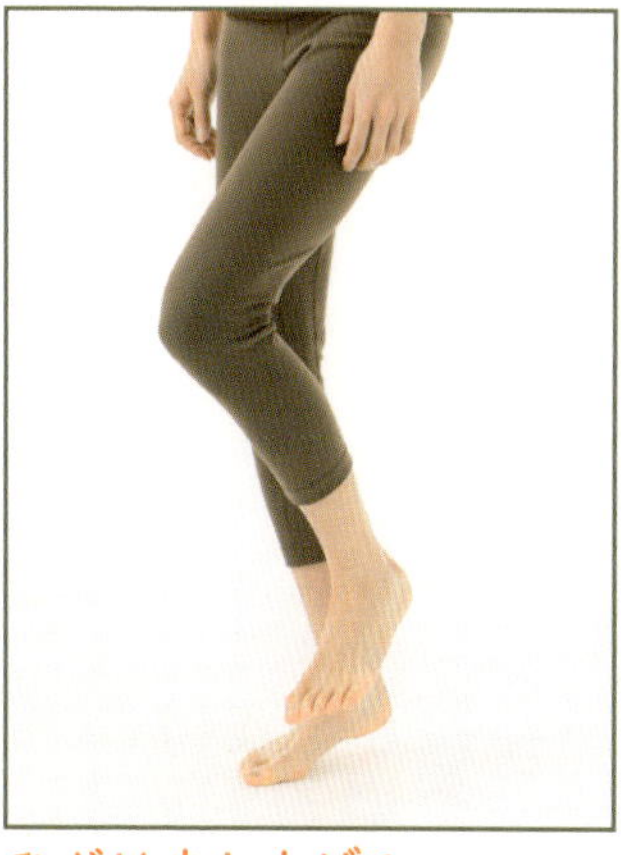

ひざは少し上げる

ひざは少し上げてリズミカルに足踏みを。

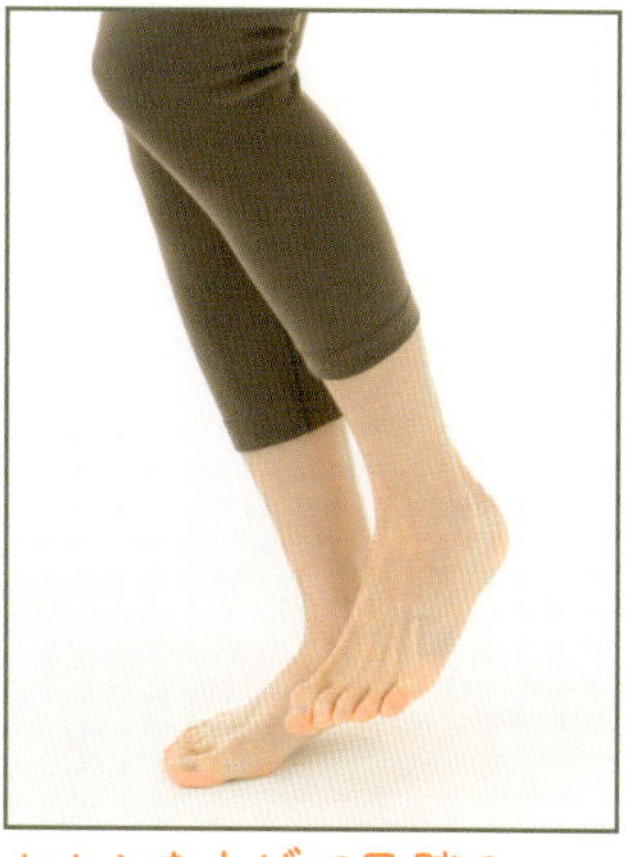

かかとを上げて足踏み

できるならかかとを上げ、つま先だけで足踏みするとより効果的。

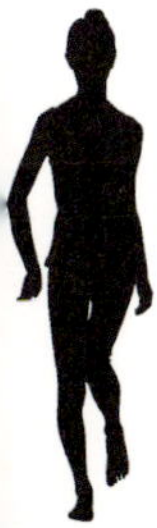

ゾンビ体操・動きの基本②

上半身は〝イヤイヤ運動〟

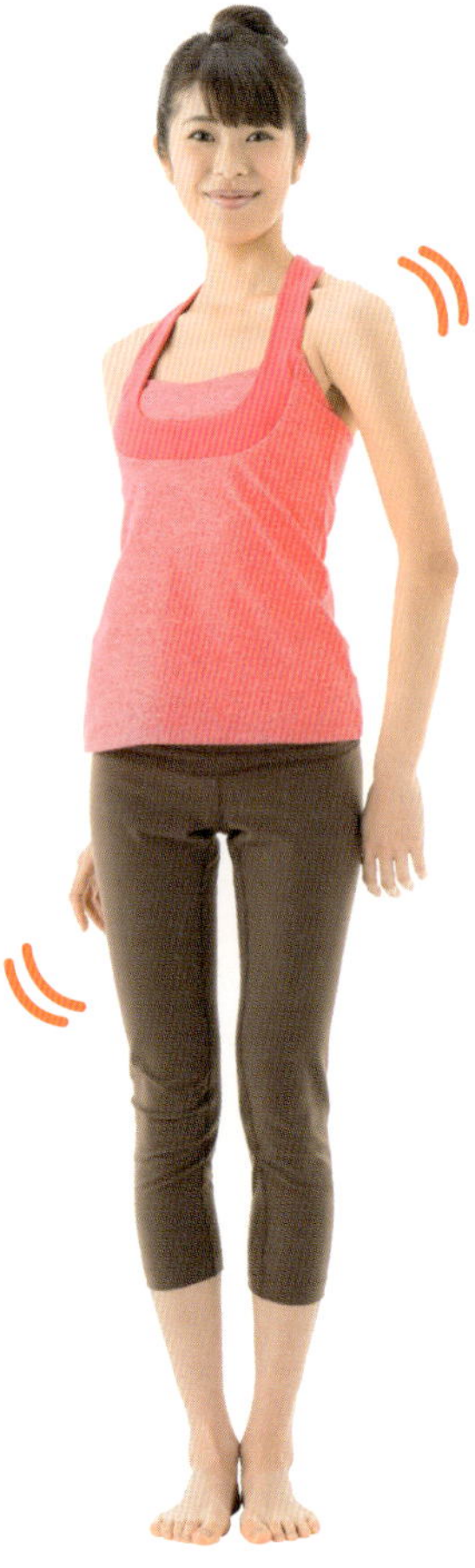

続いて上半身の動きです。まず、背すじを伸ばしたまま、両肩・腕・手の力を完全に抜きます。

この状態で「イヤイヤ」をするように上半身をねじりましょう。肩が前後に動き、腕は自然にぶらんぶらんと揺れます。

この動きにより、腕から手先までの血流がよくなります。

ゾンビ気分でぶらんぶらんすると、気分が落ちつき、何だか楽しくなってきます。おなかにはしっかり力を入れ、凹ませるようにします。

姿勢を正して“イヤイヤ”する

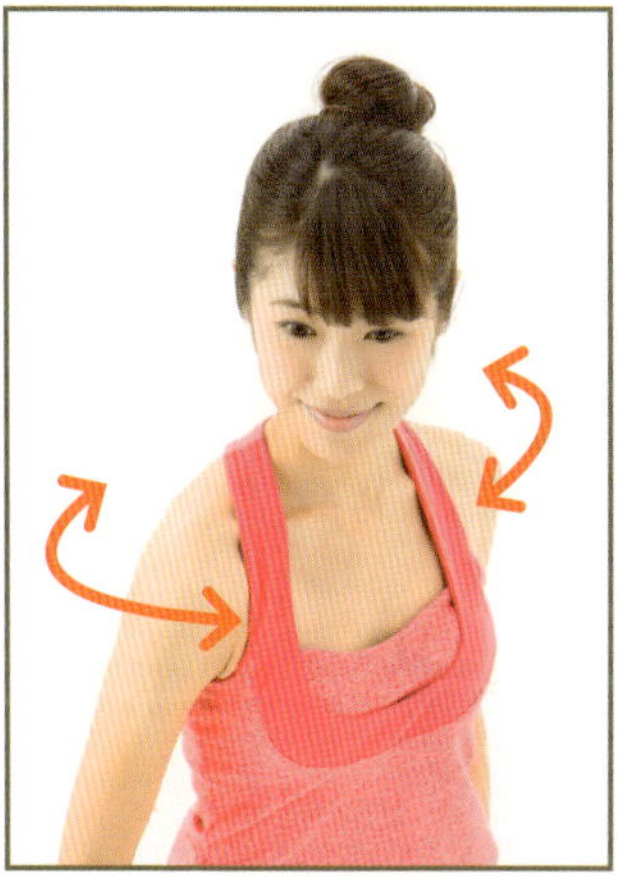

肩をやわらかく動かす

上半身をねじりながら、両肩を前後に動かす。

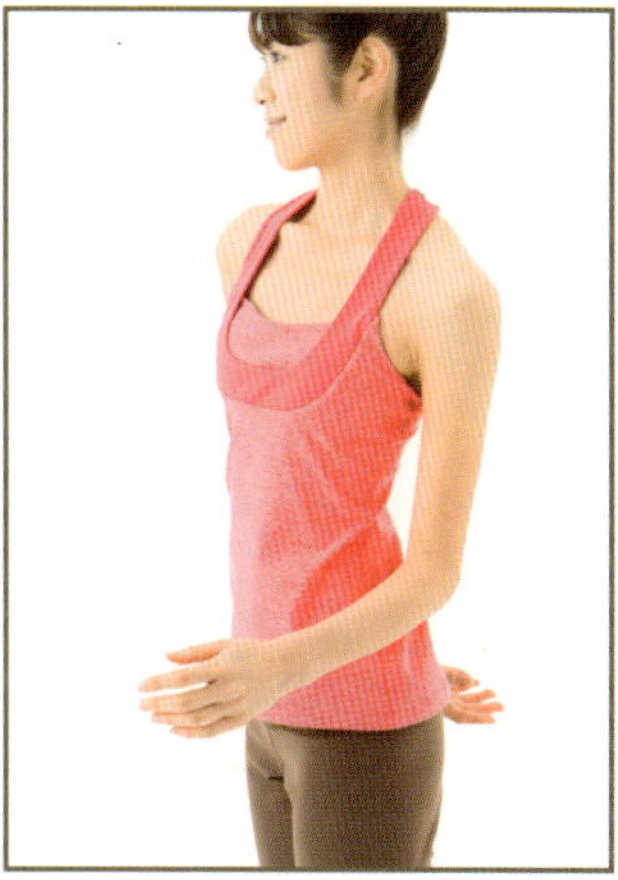

腕の力を抜く

両腕と両手は、肩の動きにつられてブラブラと揺れるままに。

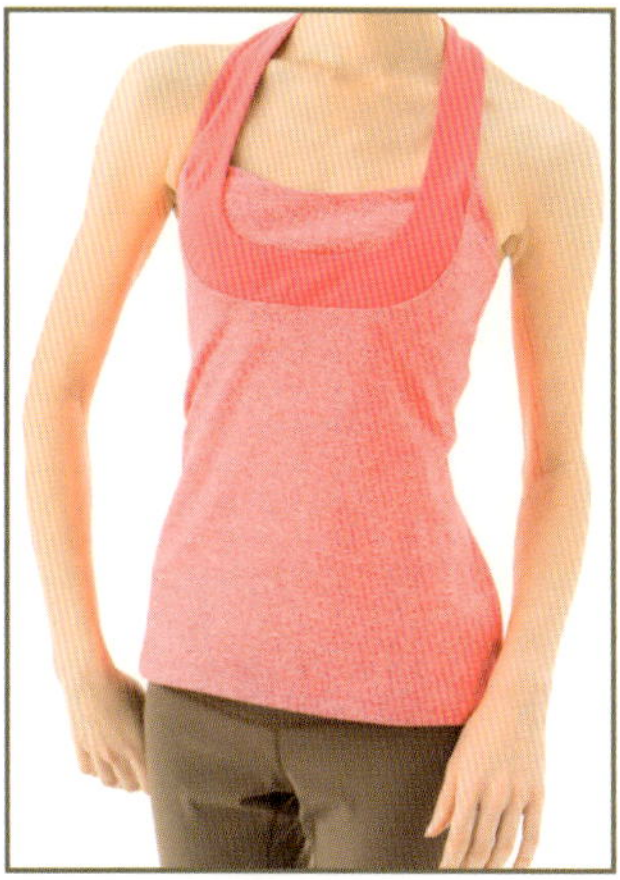

おなかに力を入れて

おなかに力を入れ、背骨を軸にして両肩を動かせばOK。

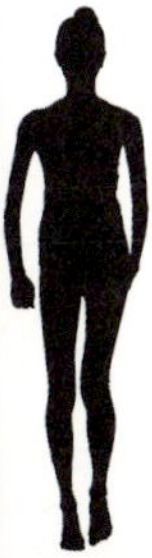

最初はコレから始めて！
ゾンビ体操・初級

1
足踏み運動
基本の姿勢で立ち、その場で足を小刻みに上下させる。

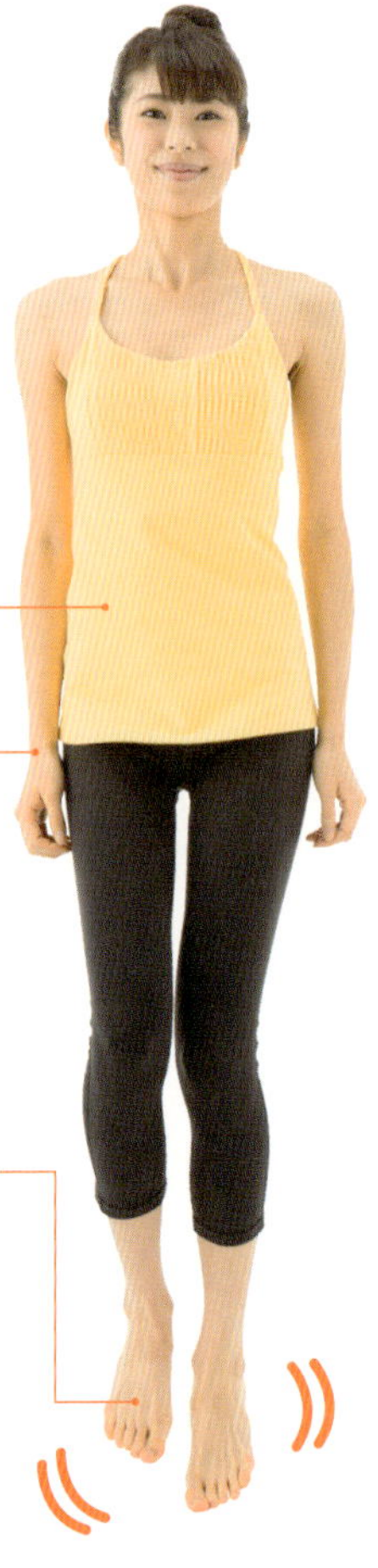
おなかに力を入れる。
両腕の力を抜いて自然に揺らす。
できるならかかとを上げてつま先だけを使う。
ひざはあまり上げない。

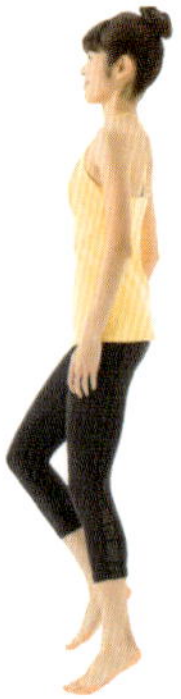

30秒

きつければ15秒でもよい。慣れてきたら1分間続ける。

いよいよゾンビ体操のスタートです。無理のないペースで「足踏み運動」をします。

ポイントはおなかに力を入れた基本の姿勢（18ページ参照）で立つこと。そして本物のゾンビのように、両腕の力を完全に抜くこと。この体勢で足踏み運動をすると、足の動きにつれて自然に腕が揺れます。

慣れてきたら足踏み運動の時間を長くしたり、足踏みをジョギングくらいに速くしていくと、より効果的です。

2

インターバル

両手を大きく振ってその場で大きく足踏みし、呼吸を整える。

15秒

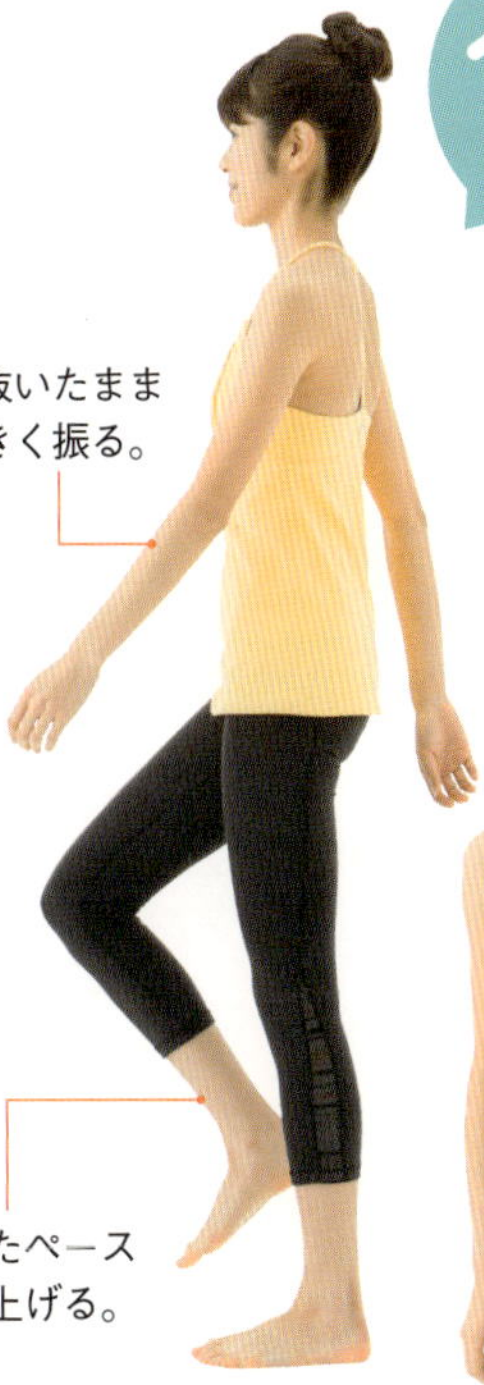
腕の力を抜いたまま両手を大きく振る。
ゆっくりとしたペースで自然に足を上げる。

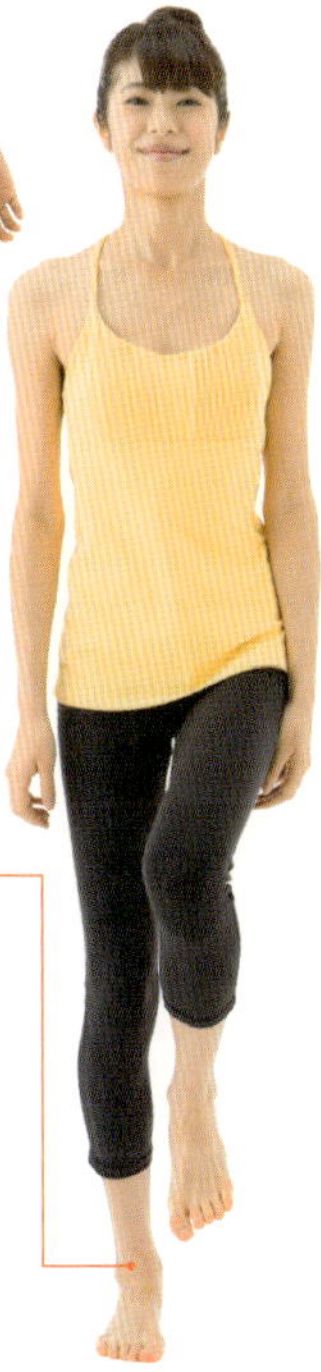
このときはかかとを床につけてもOK。

3

足踏み運動

再び❶と同じ方法で足踏み運動を行う。両腕がぶらぶら揺れるのを意識して行うと、より効果的。

30秒

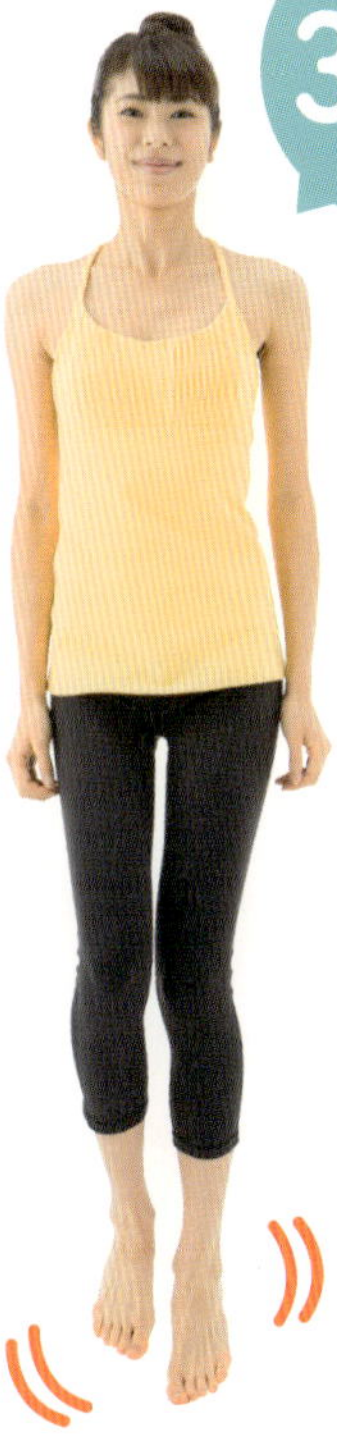

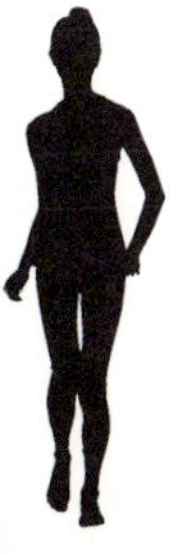

❶〜❷を3セット

きついと感じたら無理せずに。3セットを1日3回行うのが理想的。

※時間は目安。自分のペースで行いましょう。

慣れてきたら上半身の運動をプラス！

ゾンビ体操・中級

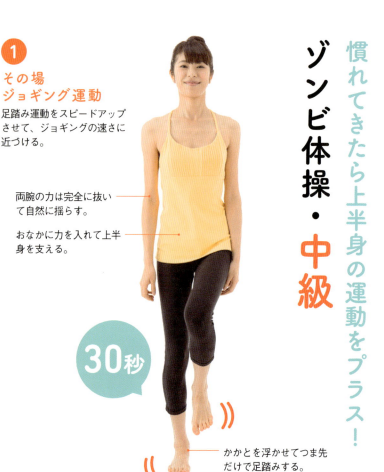

初級のゾンビ体操に慣れてきたら、上半身の動きを加えた中級の運動に進みましょう。

さらに、足を動かす速さも少しずつアップしましょう。最終的にはジョギングくらいのペースまで上げるとより効果的です。

ここでは、上半身は「イヤイヤ運動」をしますが、腕の動きが重要。腕を動かそうとするのではなく、前後に振る肩の動きにつられて腕がぶらぶらと揺れるのが正解。この感覚をつかみましょう。

1 その場ジョギング運動

足踏み運動をスピードアップさせて、ジョギングの速さに近づける。

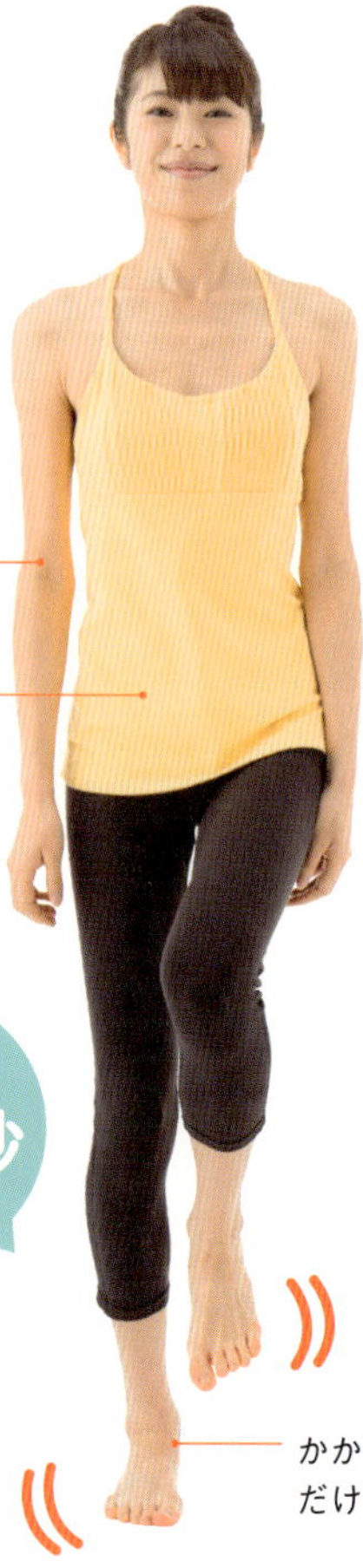

両腕の力は完全に抜いて自然に揺らす。
おなかに力を入れて上半身を支える。
30秒
かかとを浮かせてつま先だけで足踏みする。

② インターバル

足の動きを止め、両肩を大きく前後に動かして腕を揺らしてイヤイヤ運動をする。

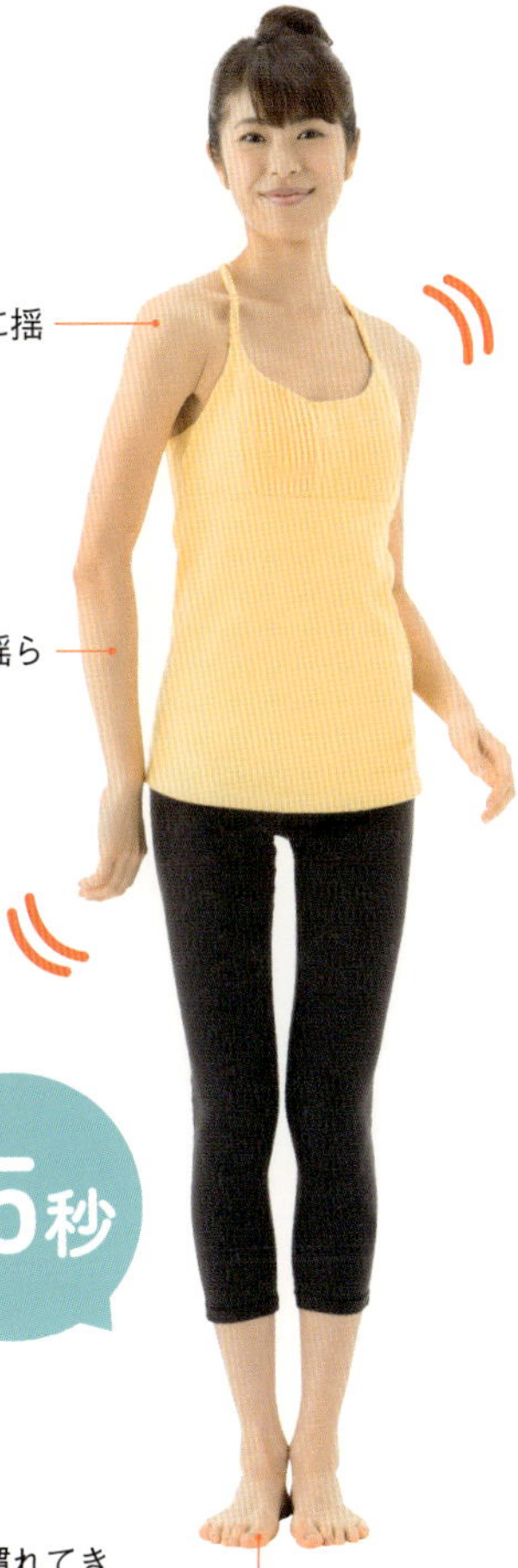

15秒

なめらかに前後に揺らす。

腕の力を抜いて揺らす。

足を止めて、両足は自然に揃える。

③ その場ジョギング運動

再びその場でジョギングする。

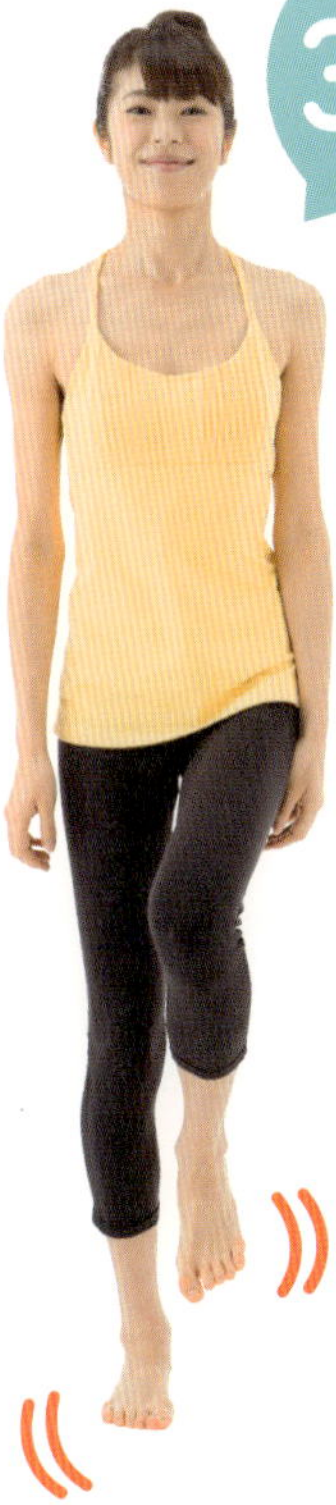

30秒

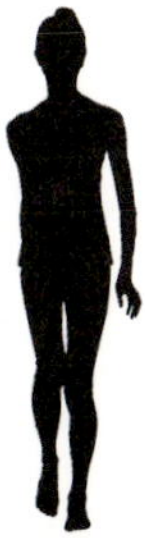

①〜②を3セット

それぞれの運動は慣れてきたら少しずつ時間を長くして。3セットを1日3回行う。

※時間は目安。自分のペースで行いましょう。

物足りなくなったら

ゾンビ体操・上級

1

その場ジョギング運動＋イヤイヤ運動

その場ジョギング運動を始め、自然に前後に動く両肩の動きを大きくして、イヤイヤ運動をする。このとき脱力した両腕もつられてぶらぶらと揺れる。

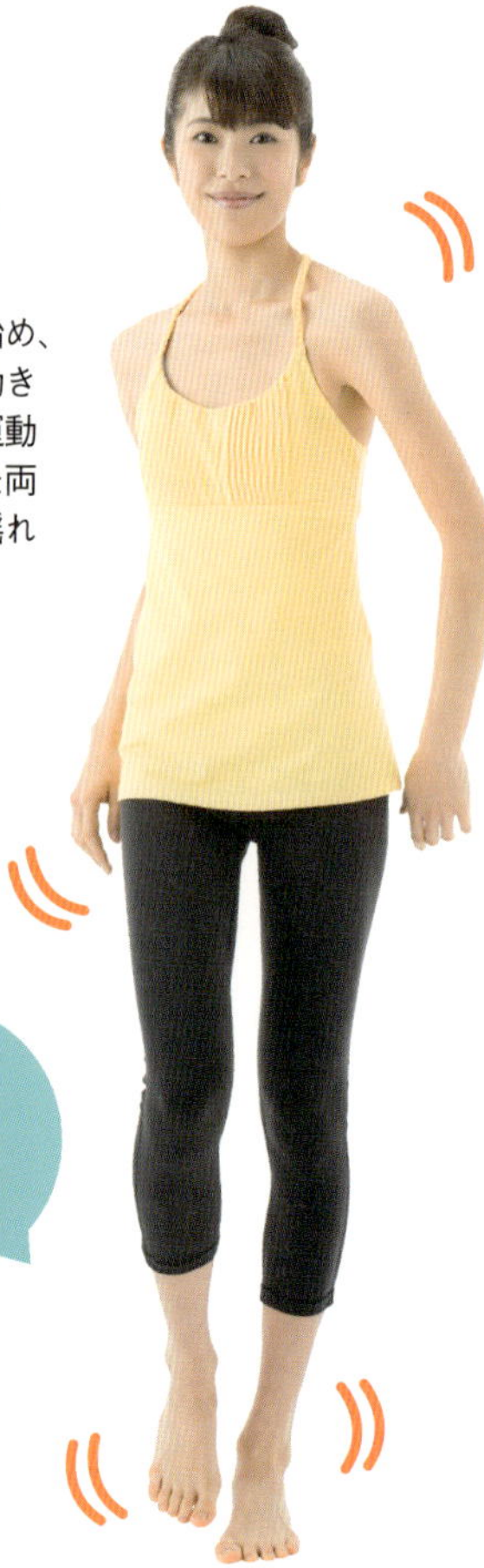

1分

初級・中級がスムーズに行えるようになったら、いよいよ上級です。

ここでは下半身の「その場ジョギング運動」と上半身の「イヤイヤ運動」を同時に行います。

時間も少し長くなりますが、最初から無理せず自分のペースで行いましょう。運動時間を短くしたり、その場行進の❷を長くするなどもいいかもしれません。

1日3回行うことで30分間のウオーキングをしたのと同じ効果が期待できます。無理しない範囲で挑戦しましょう！

❷ インターバル

両手を大きく振って大きく足踏みし、呼吸を整える。

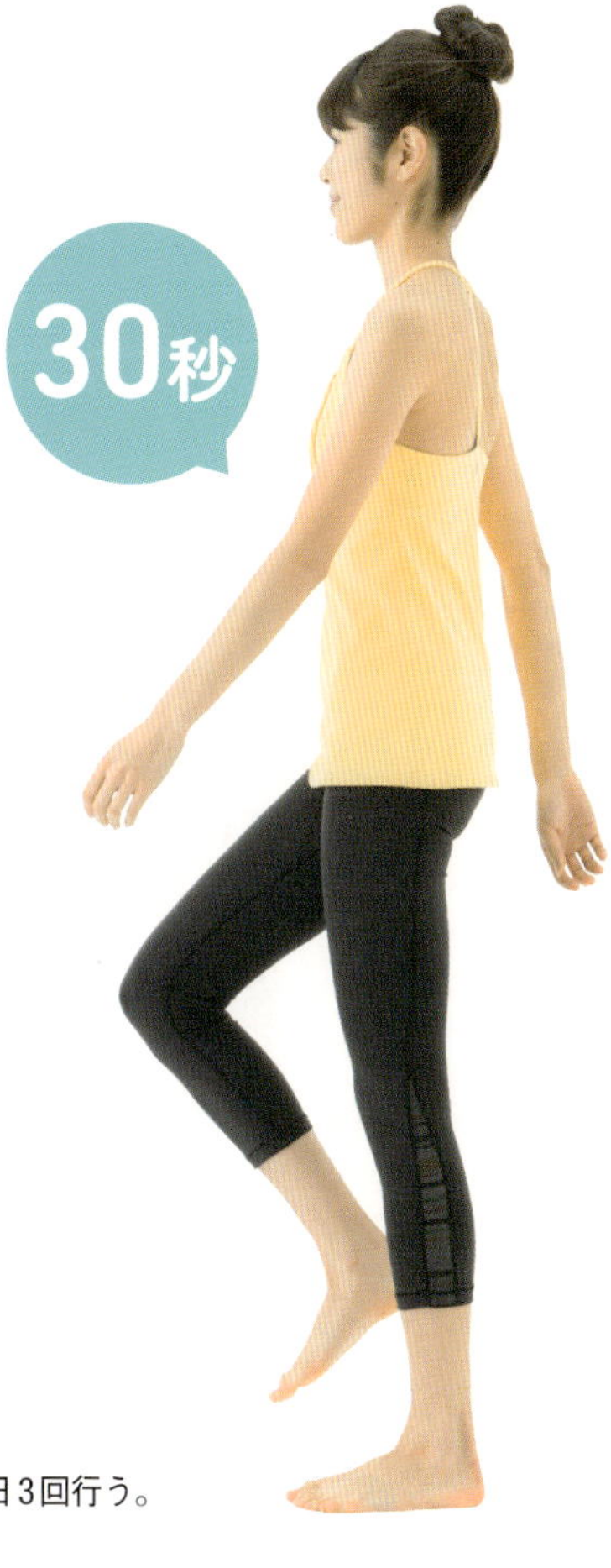

❸ その場ジョギング運動＋イヤイヤ運動

再び❶と同様に下半身と上半身の運動を連動させる。

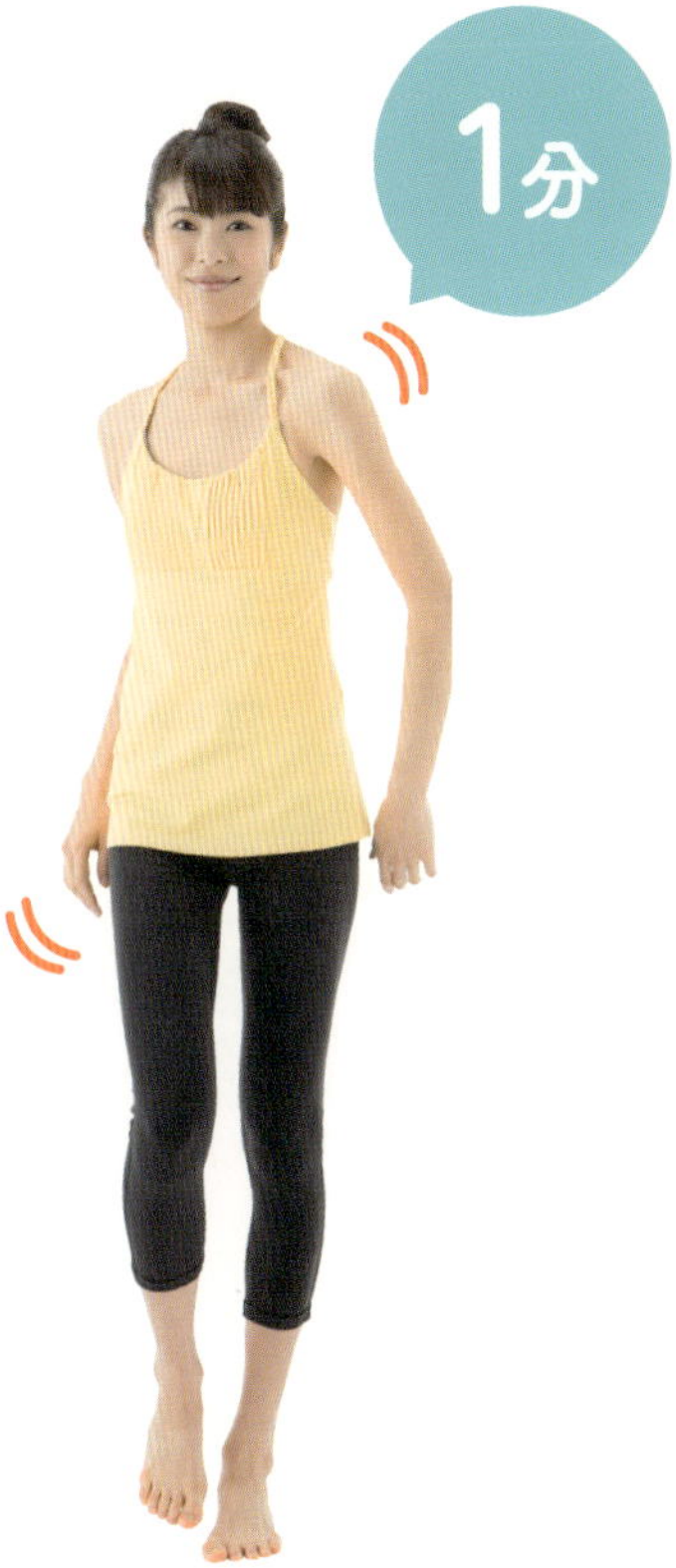

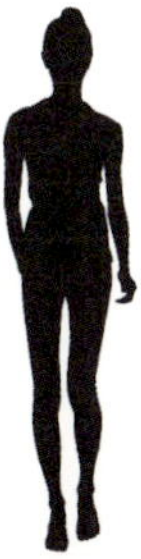

❶～❷を3セット

3セットを1日3回行う。

※時間は目安。自分のペースで行いましょう。

もっと！ゾンビ体操1

腰痛・ひざ痛の緩和体操

ゾンビ体操には、毎日の健康体操として行うほか、さまざまな症状の予防・緩和にも効果が期待できます。

まずご紹介するのは腰やひざの痛みを和らげるゾンビ体操。太ももの筋肉を鍛えることでひざ痛を防ぎます。ゾンビ体操のインターバルに代わってもも上げ運動をするのですが、ももをできるだけ高く上げるのがポイントです。

腹筋や腸腰筋などの腰の前面から支える筋肉の強化につながれば、腰痛の緩和に役立ちます。

1 その場ジョギング運動＋イヤイヤ運動

28ページを参考に、その場ジョギング運動とイヤイヤ運動を連動して行う。

1分

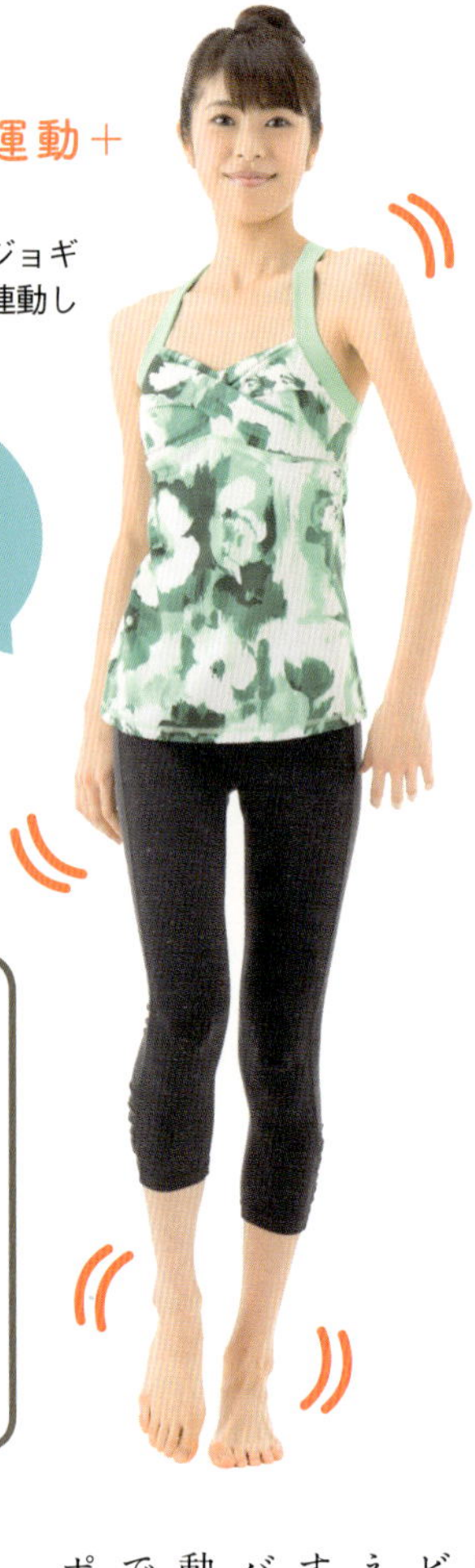

難しい時は…

ゾンビ体操中級（26〜27ページ参照）を行う。その場合は「その場ジョギング運動30秒」→「イヤイヤ運動30秒」→「ももあげ30秒」の順に行う。3セットを1日3回行うのが理想的。

② もも上げ

立ったまま足を上げる。その状態で3秒間静止する。これを左右の足交互に繰り返す。

左右3回ずつ

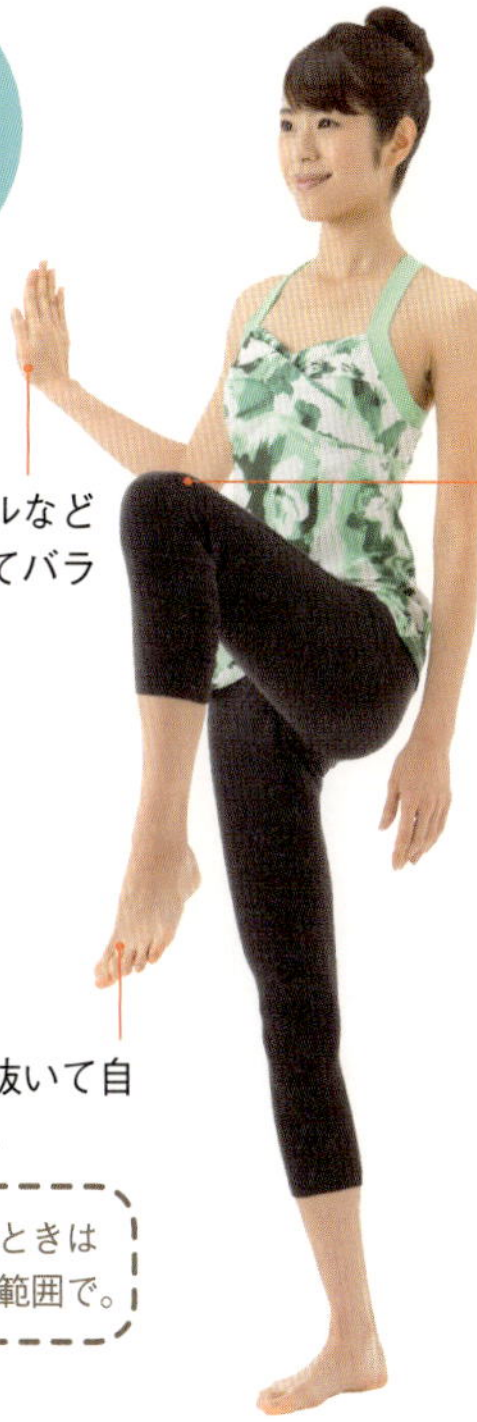

壁やテーブルなどに手をついてバランスをとる。

ひざを胸に引き寄せるつもりで高く上げる。

足先の力を抜いて自然に垂らす。

足を上げるときは無理のない範囲で。

慣れてきたら…

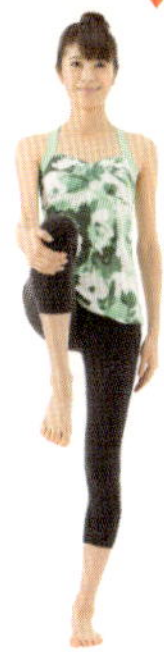

慣れてきたら手でひざをつかんで、より高く足を上げる。

③ その場ジョギング運動＋イヤイヤ運動

再び①と同様にその場ジョギング運動とイヤイヤ運動を連動させて行う。

1分

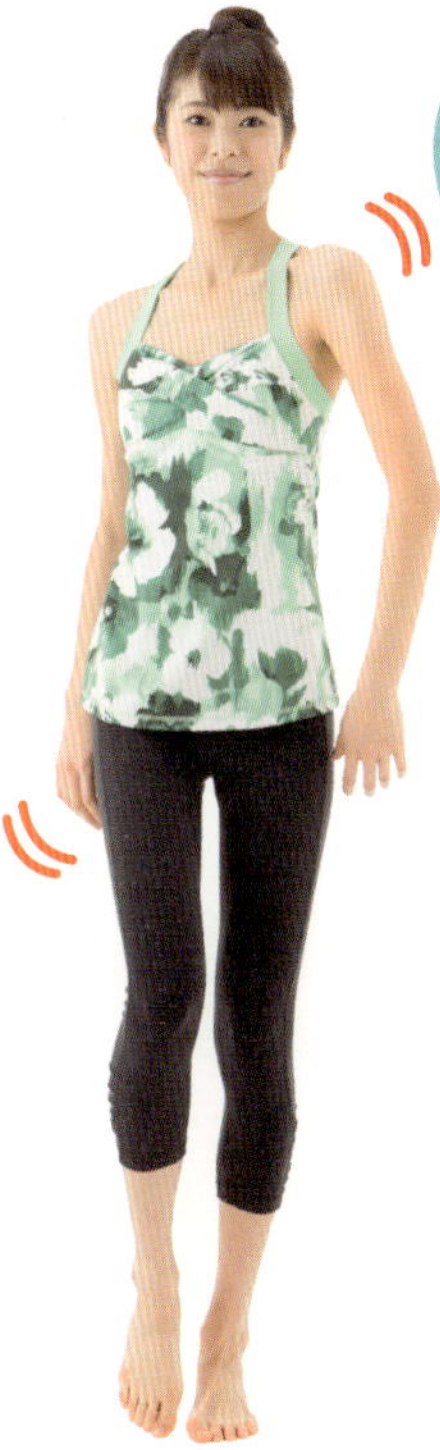

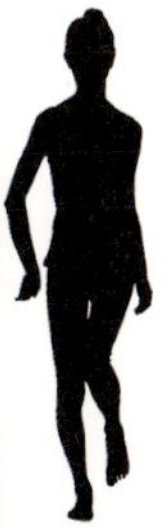

①～②を3セット

3セットを1日3回行う。

※時間は目安。自分のペースで行いましょう。

もっと！ゾンビ体操2

肩こり解消！ゾンビ体操

準備

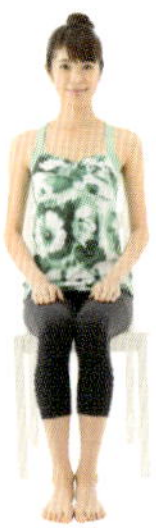

背中をまっすぐ伸ばし、正面を向いて座る。リラックスし、体に力を入れない。

1

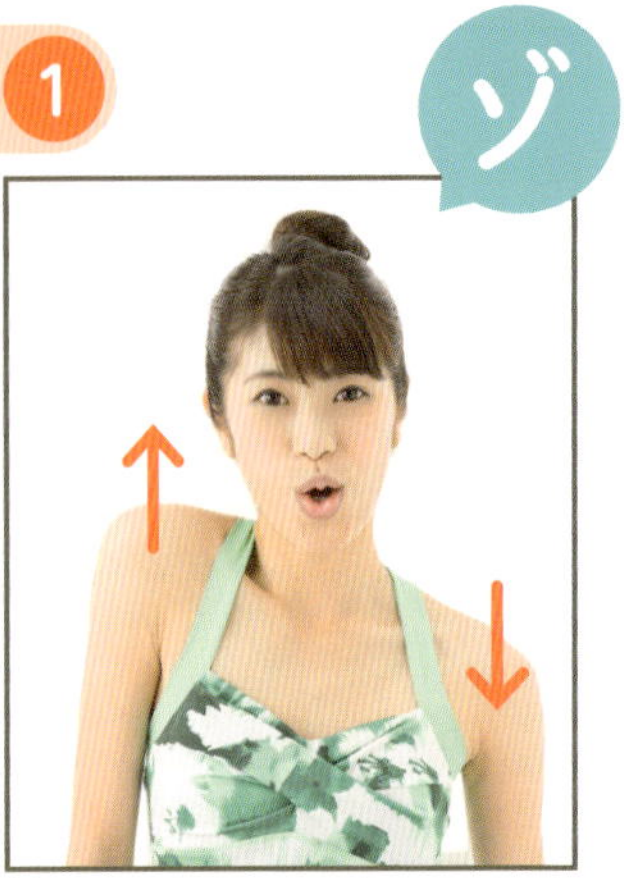

首をまっすぐにし、顔を正面に向けたまま、「ゾ」と言いながら耳につけるつもりで右肩を上げる。

4

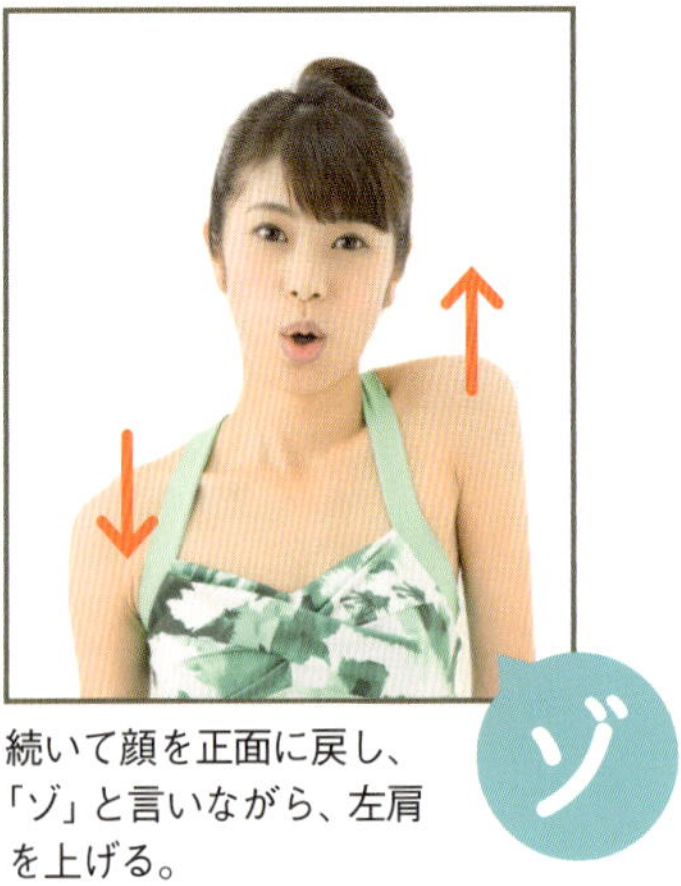

続いて顔を正面に戻し、「ゾ」と言いながら、左肩を上げる。

肩こりがひどいとき、座ってできるゾンビ体操をご紹介しましょう。

首から肩、背中にかけての血行が滞り、筋肉が張っていることが肩こりの原因です。

このゾンビ体操は、肩を大きく上下させ、首を大きく傾けるといった単純なもの。実際に「ゾ・ン・ビ」と言いながら行えば、楽しさ倍増！

首を痛めないように、首を左右に傾ける動作はゆっくりと行いましょう。

最初は動かしにくいかもしれませんが、何回か続けるうち首も肩も軽く動くようになるはずです。

2 ン

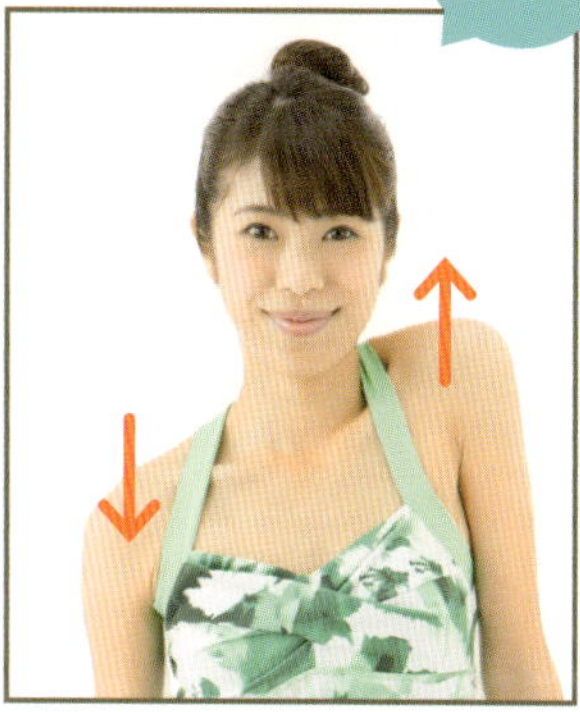

同様に「ン」と言いながら左肩を上げる。首はまっすぐのまま。

3 ビ

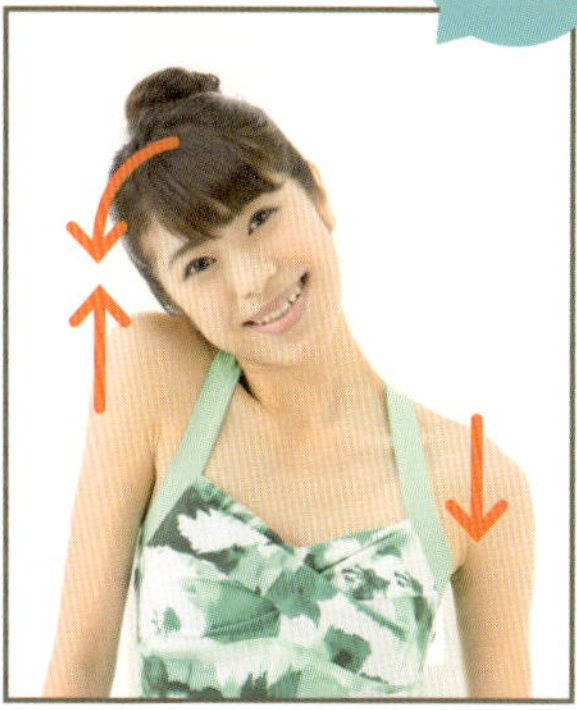

「ビ」と言いながら右肩を上げ、同時に首を右にゆっくりと傾ける。反対側の首筋が伸びていればOK。

5 ン

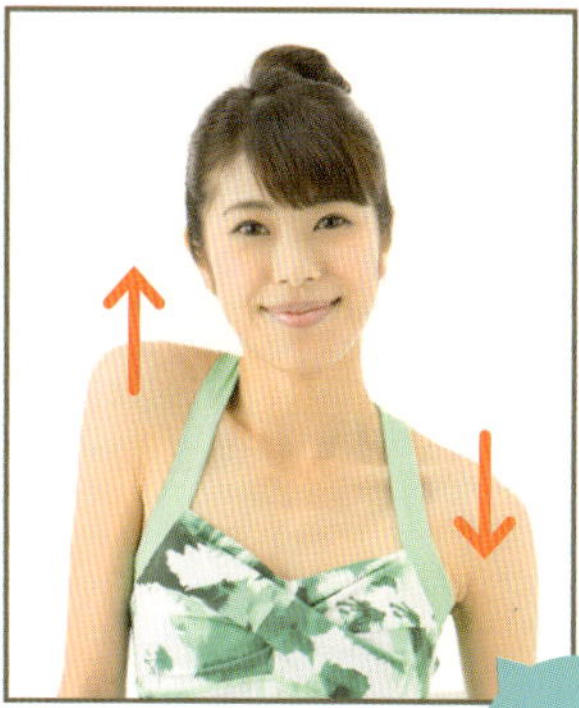

同様に「ン」と言いながら右肩を上げる。

6 ビ

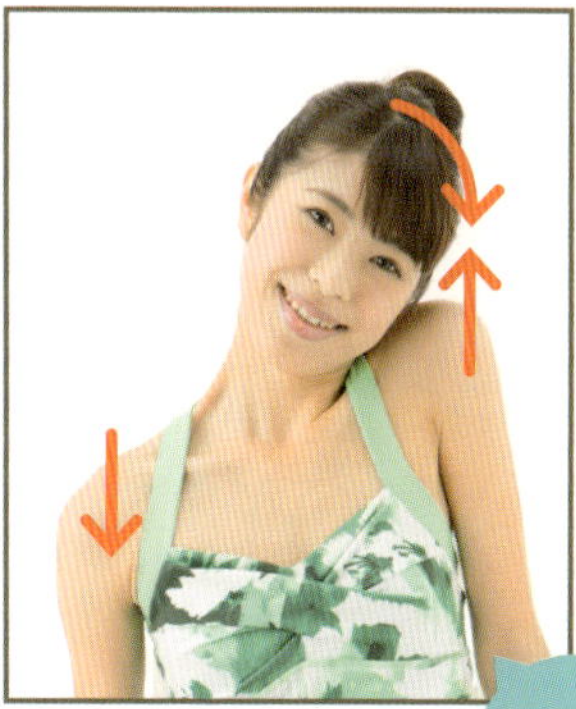

「ビ」と言いながら左肩を上げ、同時に首を左側にゆっくりと傾ける。

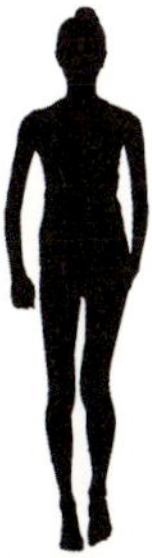

1～6を3セット

※自分のペースで行い、無理にスピードアップしないこと。

もっと！ゾンビ体操 3

目覚めに行うゾンビ体操

朝、目覚めが悪かったり、冬はなかなか布団から出られないことがあります。そんなときは布団の中で行うこのゾンビ体操がおすすめ。

動きは簡単。布団の中で手首・足首を上下に動かすだけ。手のひらと足先で敷布団を叩くようなつもりで行うとよいでしょう。

ただし、こむら返りを起こさないよう、はじめはゆっくり少しずつ行ってください。

たったこれだけの運動ですが、血流がよくなり、頭がシャキッとしてきます。

運動が終わったら、布団からスムーズに起き上がることができるはずです。

1

布団の中であおむけになる

両腕・両脚は伸ばす。腕は体の横に置く。

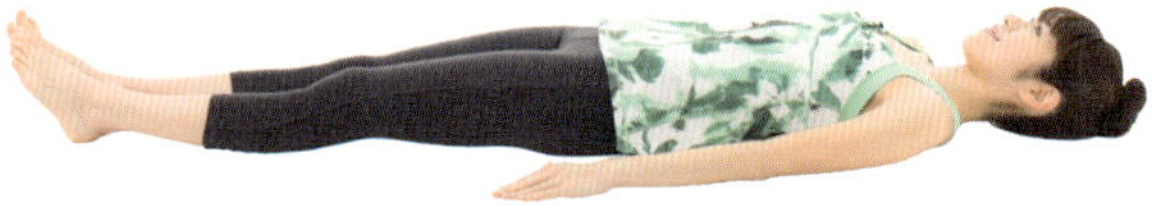

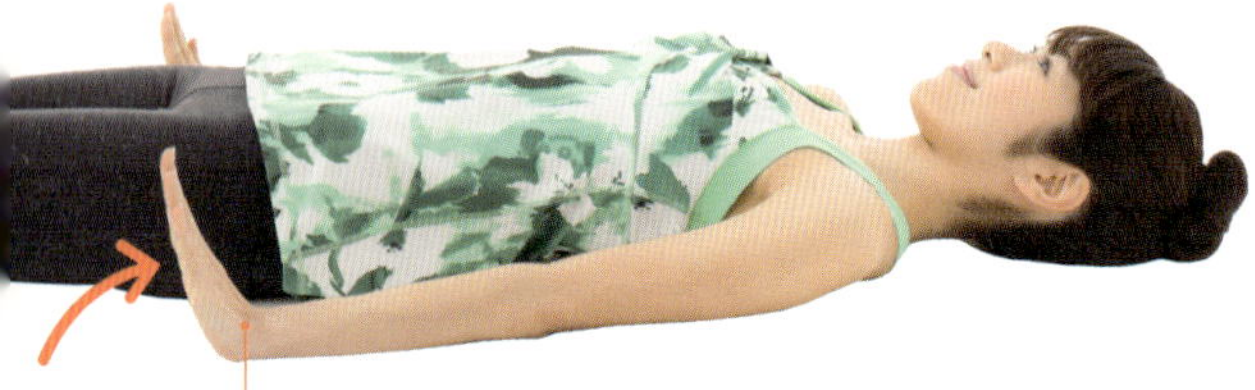

直角になるくらい上げる。

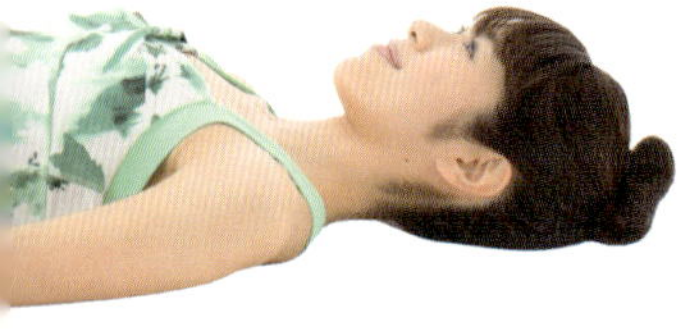

2

手首・足首を立てる

あおむけのまま、手首・足首を上に向ける。

つま先を引き寄せるようなつもりで立てる。

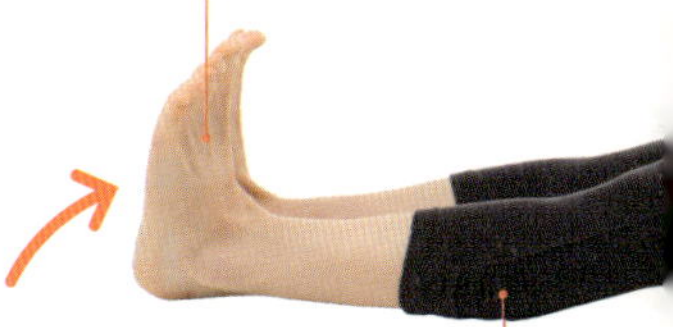

ふくらはぎの筋肉が伸びているのを感じる。

3

手首・足首を倒す

続いて手のひら・足の裏を敷布団につけるつもりで倒す。これを繰り返し、「パタパタ」と手足を動かす。

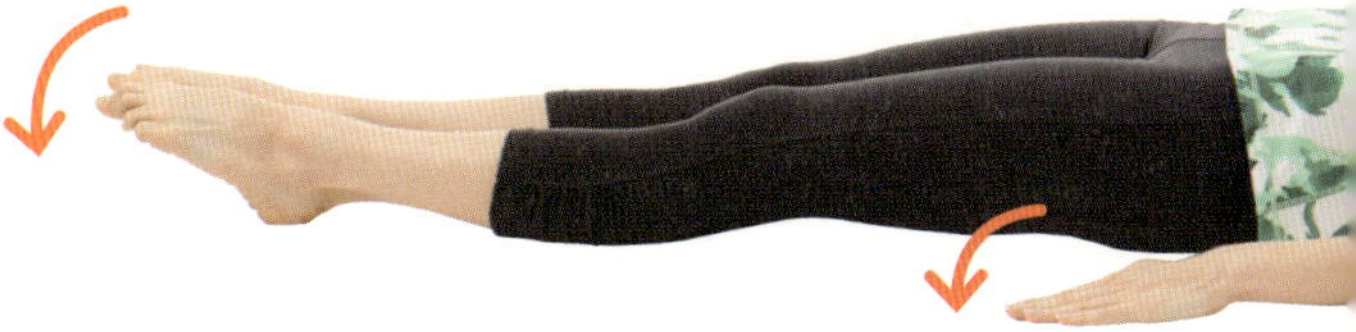

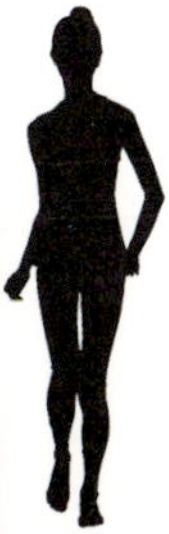

2〜3を10セット

目覚めてくるまで、何回行ってもよい。

もっと!ゾンビ体操 4

おなか引き締めゾンビ体操

ポッコリおなかを引き締めたい人におすすめなのが、腹筋を鍛えるこの運動です。

腹筋運動というと、頭に手を当てて上半身を起こす動きを思い浮かべるかもしれません。しかし、このやり方では首や腰を痛めてしまいがち。

ここで紹介するように、上半身をわずかに上げるだけで十分な効果が得られます。おへそをのぞき込むくらいの角度で構いません。

わずかな角度でも、確実に腹筋に効きます。

1 あおむけの状態でひざを立てる

あおむけになってひざを立てる。両腕は伸ばして体の脇につけ、手のひらを床につける。

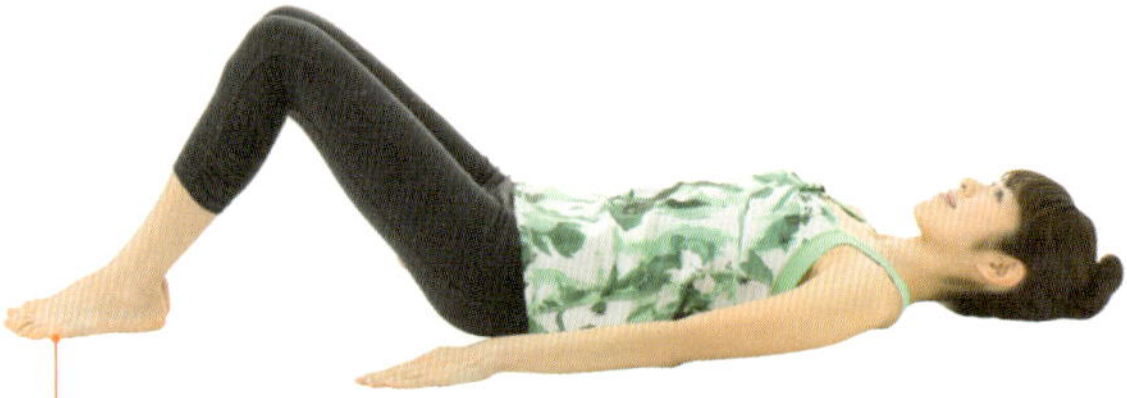

足の裏を床につける。

2 ゆっくりと両腕を上げる

腕の力を抜いたまま、ゆっくりと両腕を上げる。

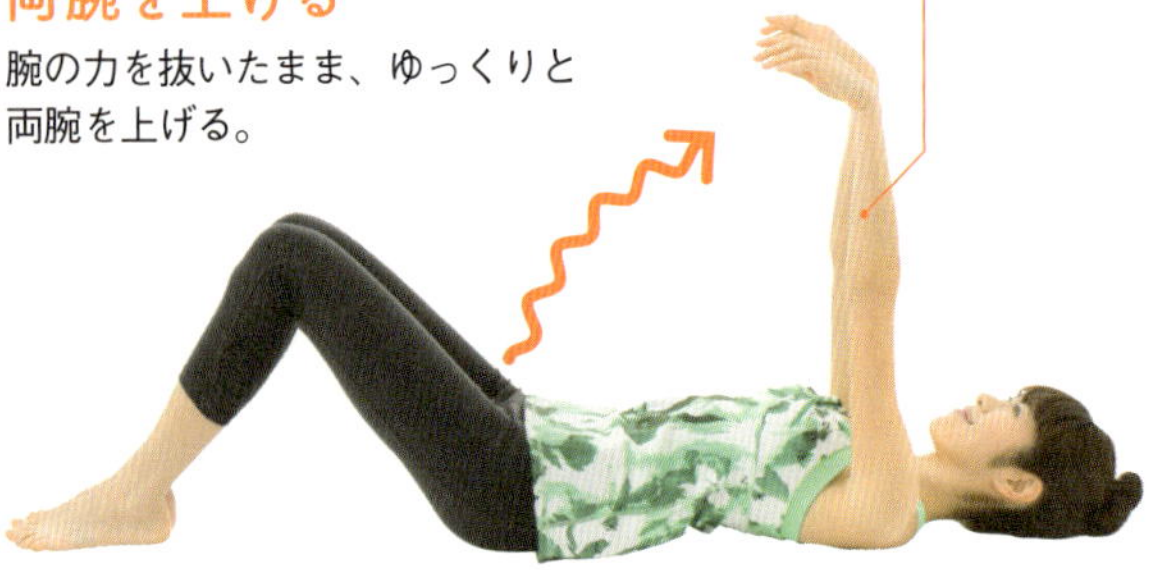

ゾンビのように力を抜いて。

3

ゆっくりと上半身を起こす

上げた手をひざにつけるつもりで、息を吐きながらゆっくりと2秒かけて上半身を起こし、2秒間静止する。

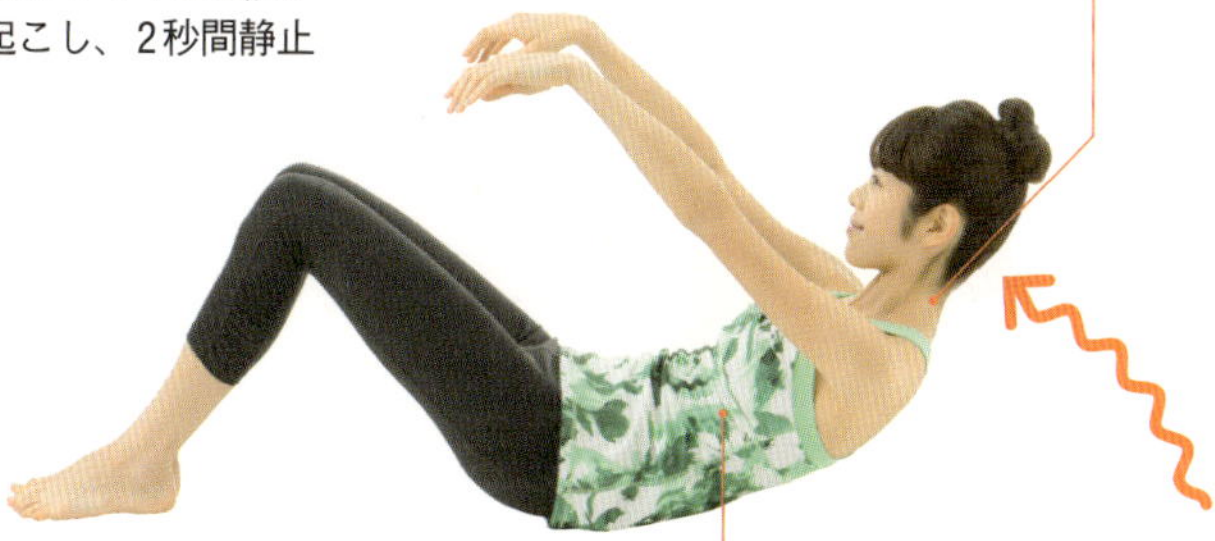
首は無理に前に曲げない。
腹部全体に力を入れて引き締める。

4

ゆっくりと元に戻る

両腕を上げたまま、4秒かけて息を吸いながらゆっくりと上半身を倒す。元の姿勢に戻ったら、腹部の力を抜く。

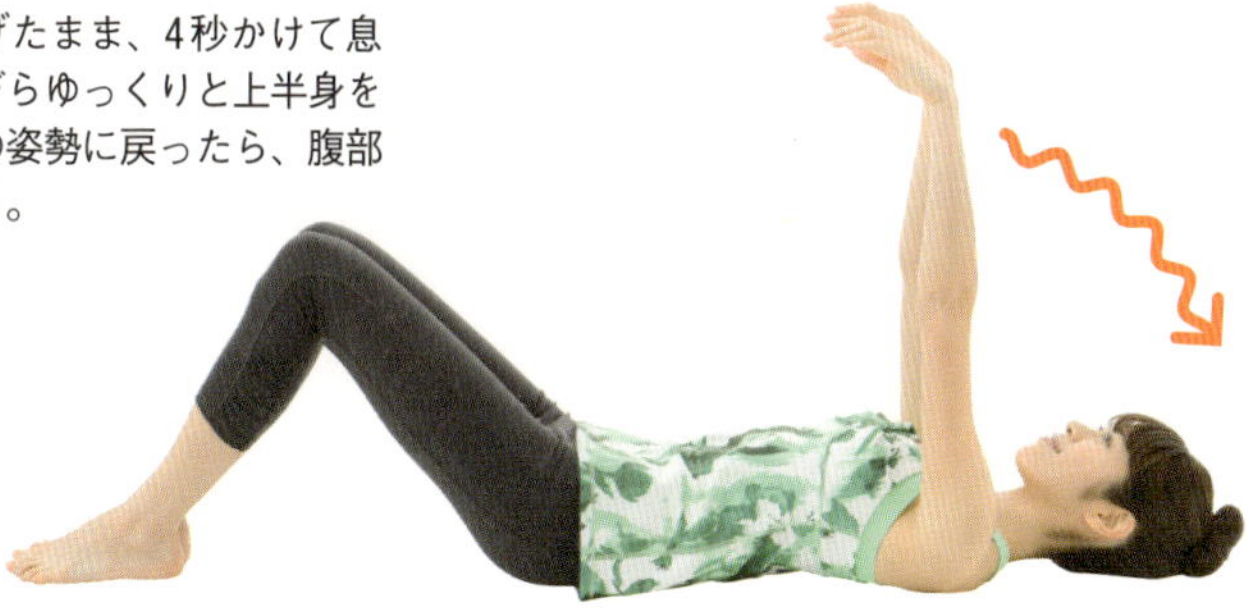

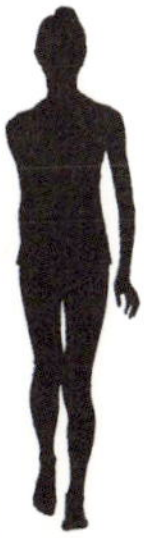

1～4を3セット

慣れてきたら回数を増やしてもよい。
上半身はおへそをのぞき込む程度に起こせばOK。

もっと！ゾンビ体操5

座って行うゾンビ体操

1

椅子に浅く腰かける

背中を伸ばして椅子に浅く腰かける。

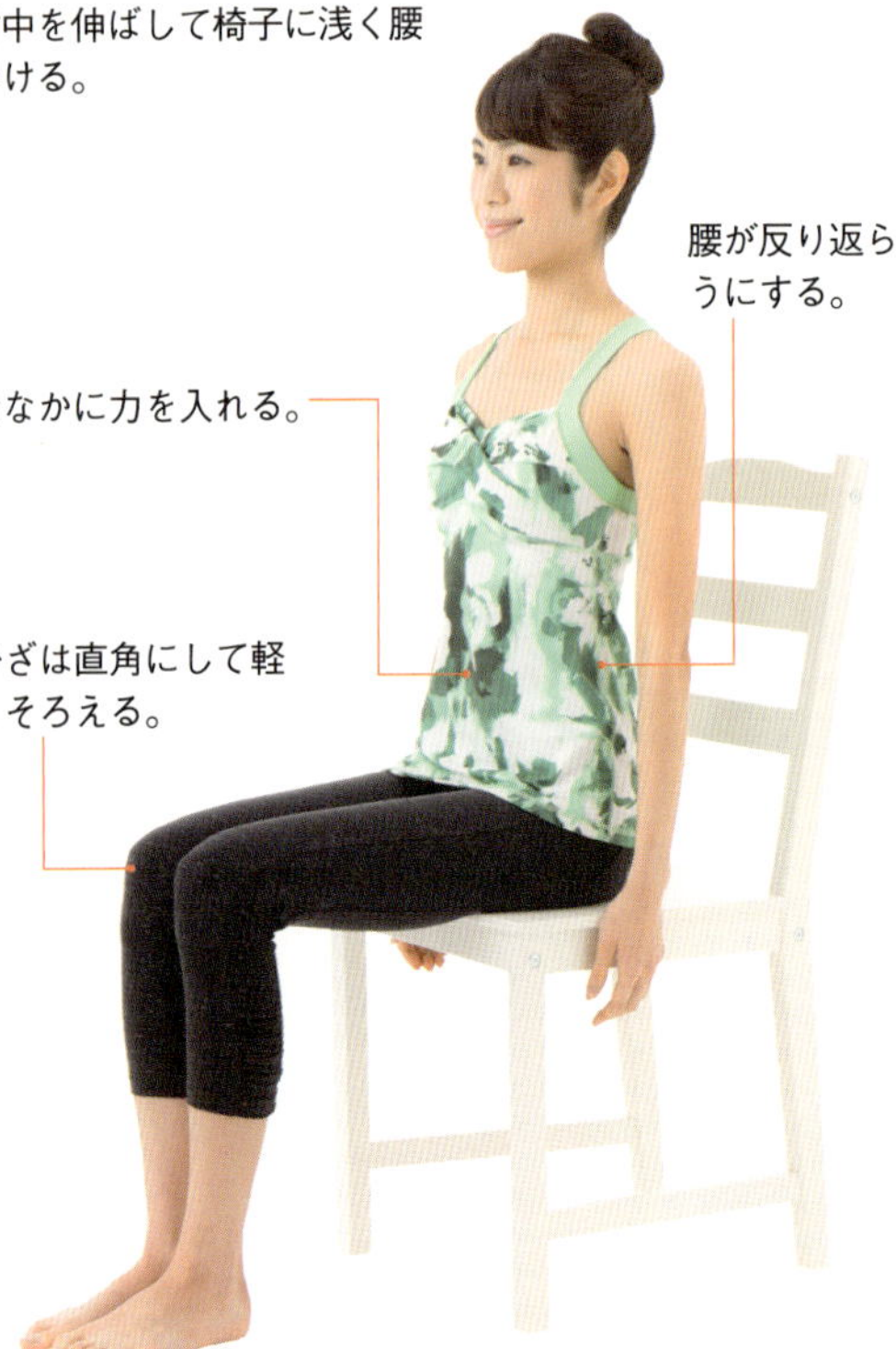

腰が反り返らないようにする。
おなかに力を入れる。
ひざは直角にして軽くそろえる。

この「座って行うゾンビ体操」もおすすめです。

上半身を重点的に動かすことで、肩こりや腰痛を予防するほか、おなかを引き締める、むくみを軽減するという効果も期待できます。

足腰が弱い方や高齢の方は1〜2の運動だけでOK。上半身の血流がよくなることで血圧を正常に戻す、肩こりを防ぐ、おなかをほぐして便秘の解消など、効果が期待できます。仕事中のストレス解消として行うのもおすすめです。

4〜9の効果的な組み合わせは、43ページを参考にしてください。

2 イヤイヤ運動

❶の姿勢のまま両腕の力を抜いて垂らし、両肩を前後に振って腕を揺らす。

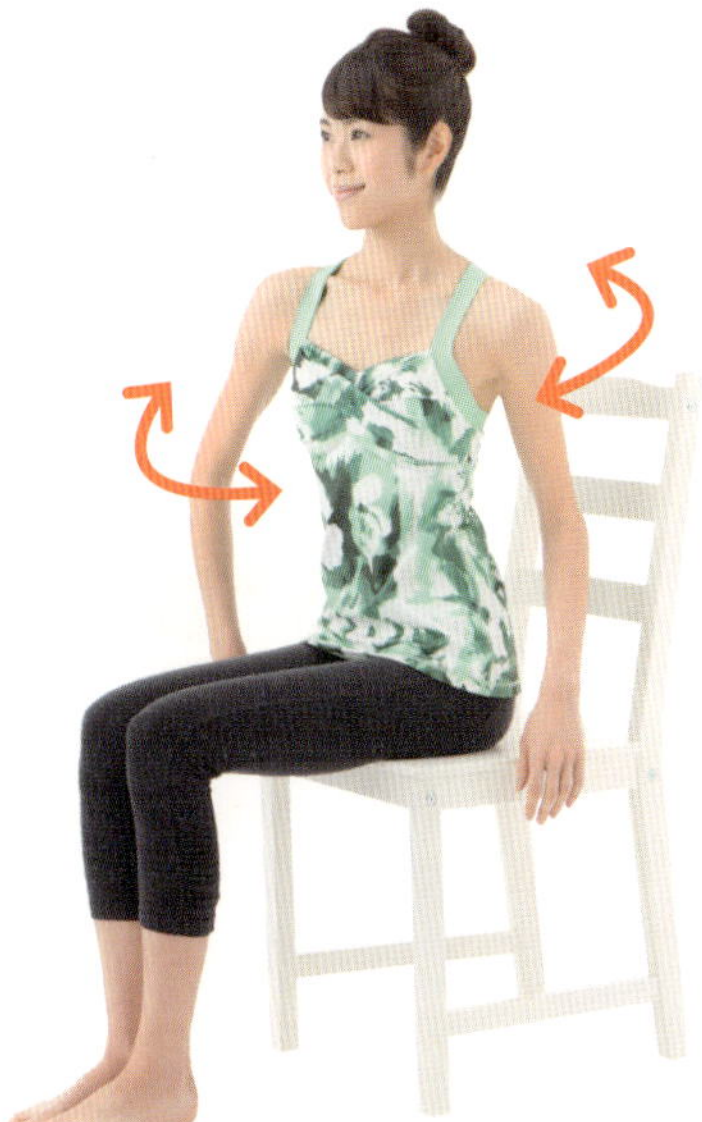

30秒

3 背中をつけて座る

イヤイヤ運動が終わったら、腰の位置はそのままに背中を椅子の背もたれにつける。

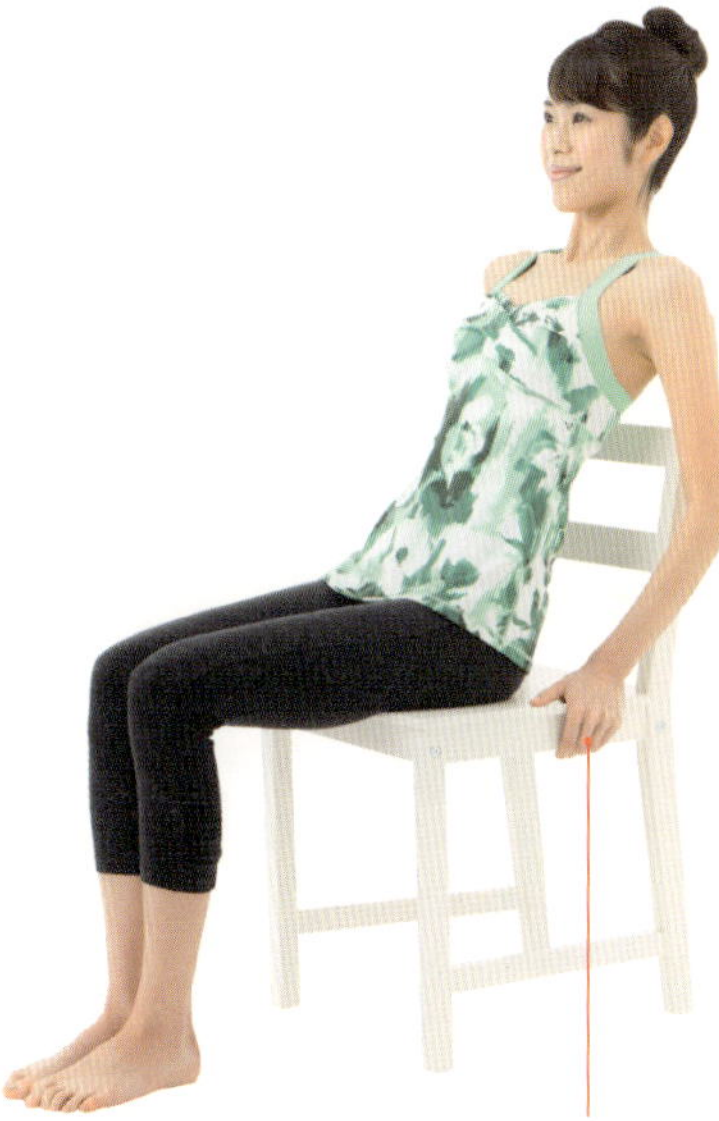

両手で椅子の座面を軽くつかむ。

※腰痛のある人は、腰と背もたれの間にクッションや巻いたタオルを置くと、腰への負担が軽減できる。絶対に無理は禁物。

4

もも上げ

❸の姿勢からひざを胸に引き寄せるつもりでももを上げる。ひざから下は力を入れない。
※腰痛が増すときは中止して。

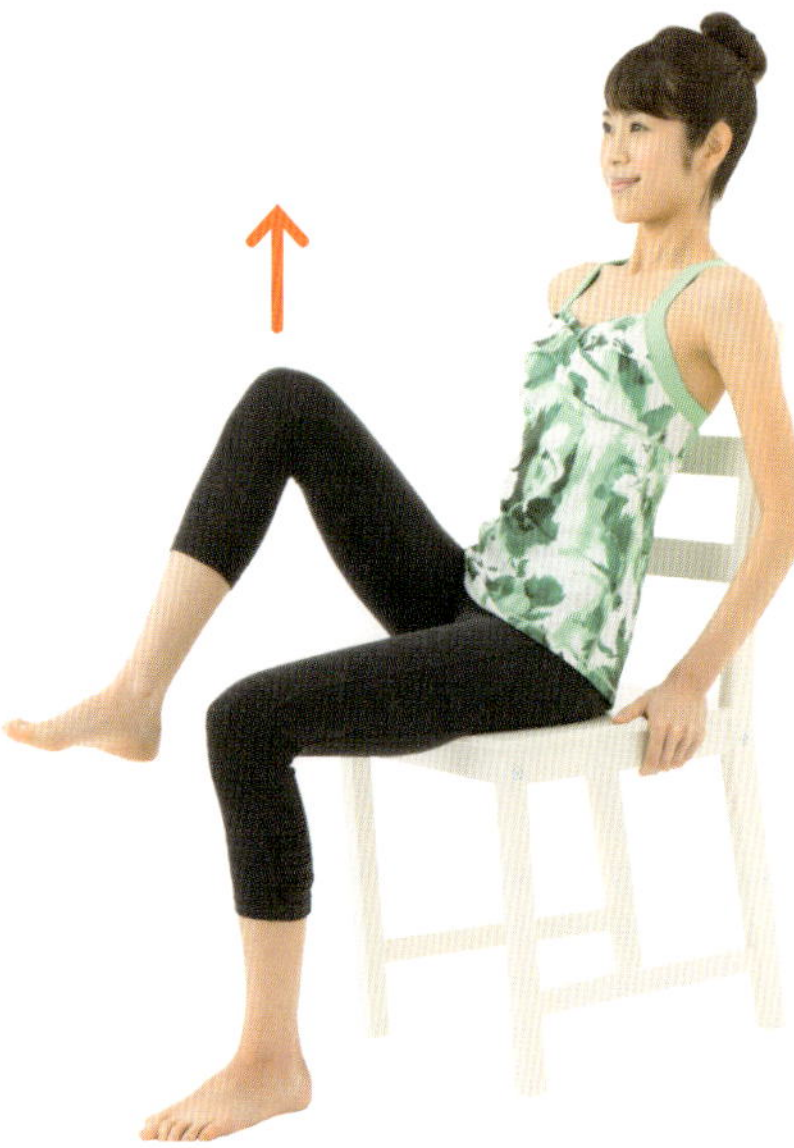

左右交互に
3回

5

イヤイヤ運動

❷と同様にしてイヤイヤ運動を行う。

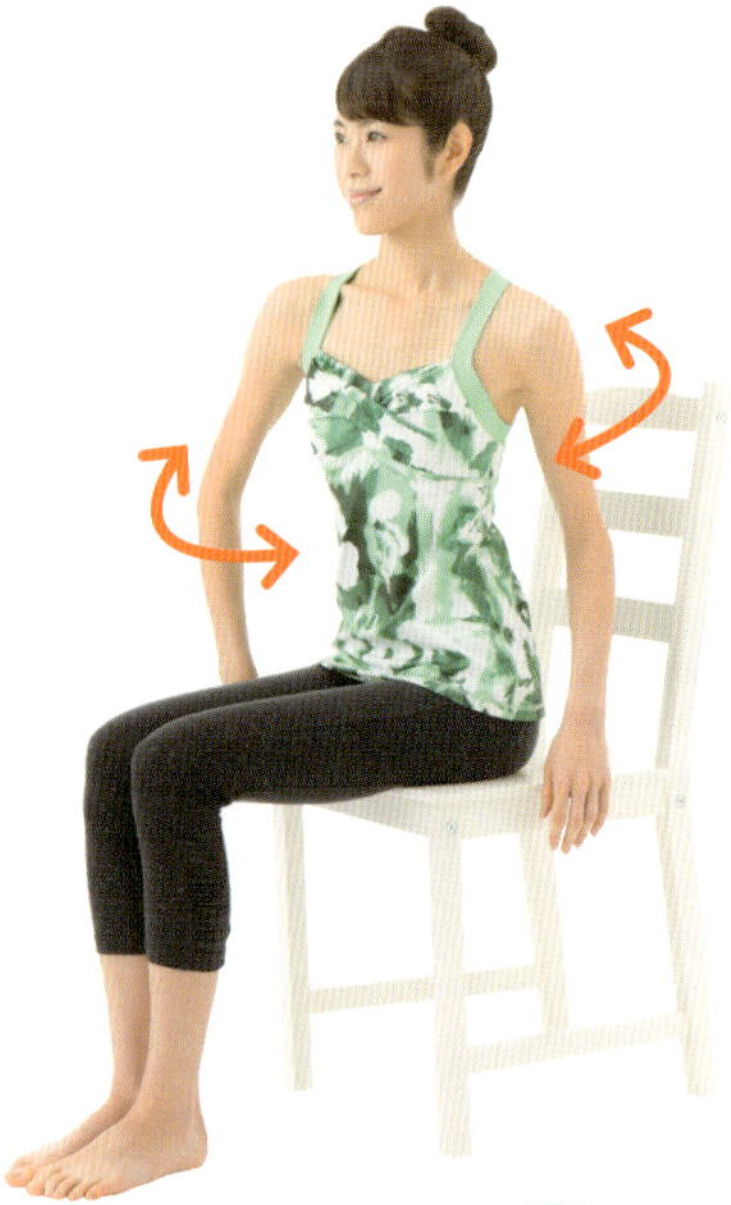

15秒

6 かかとの上げ下げ

再び背中を背もたれにつけ、両足を揃えた状態からかかとの上げ下げをする。

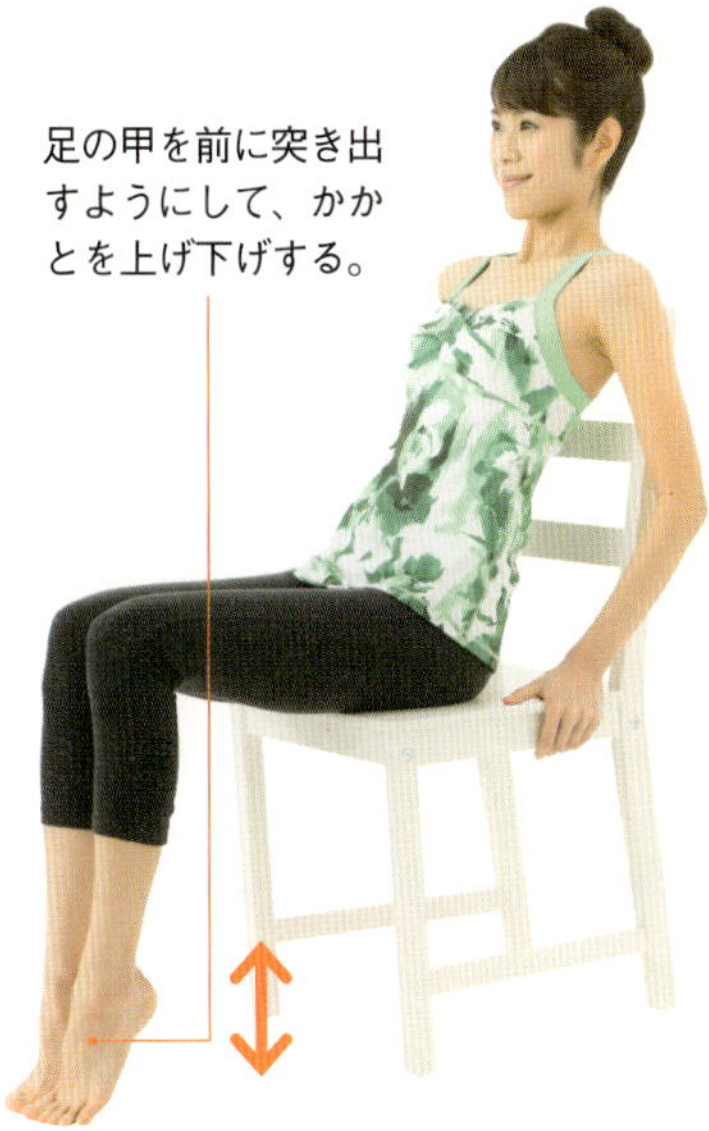
足の甲を前に突き出すようにして、かかとを上げ下げする。

10回行う

7 イヤイヤ運動

❷と同様にしてイヤイヤ運動を行う。

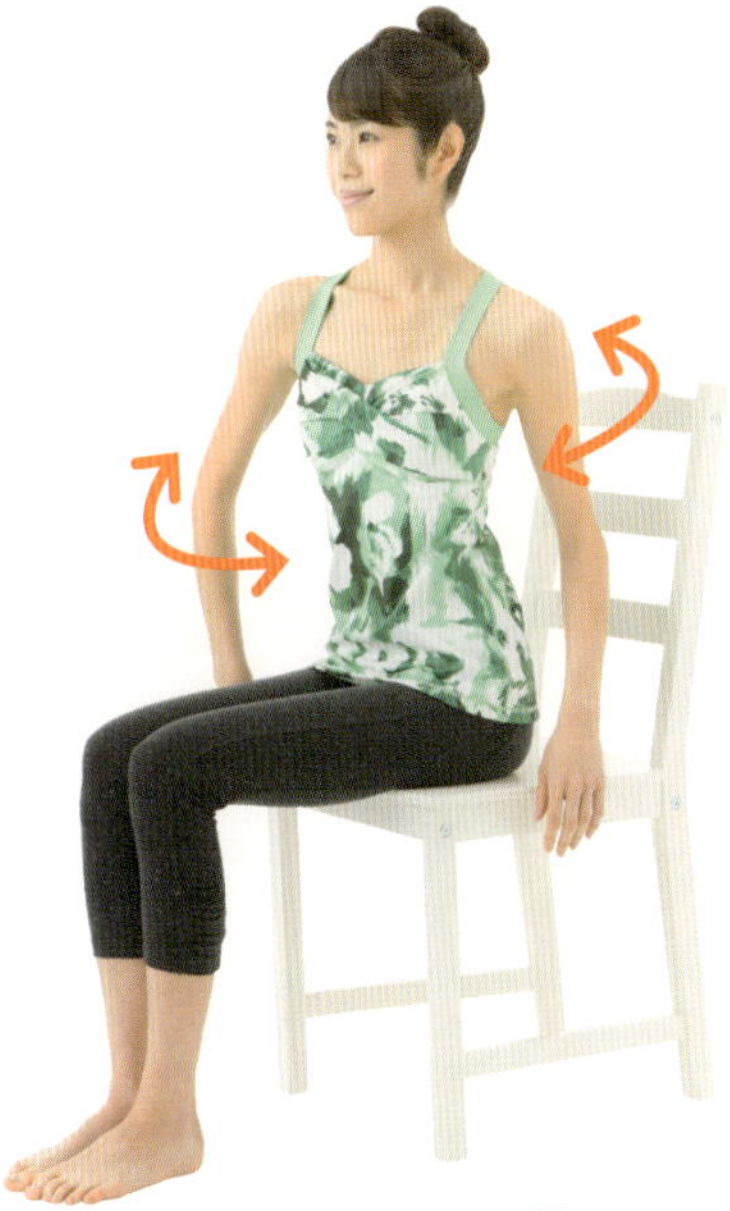

15秒

8

脚の上げ下げ

再び椅子の背もたれに背中をつけて座り、脚全体をゆっくりと上げ下ろしする。5回行ったら、反対側も同様に行う。
※腰が痛むときは無理に行わない。

無理のない範囲で、できるだけ高く上げる。

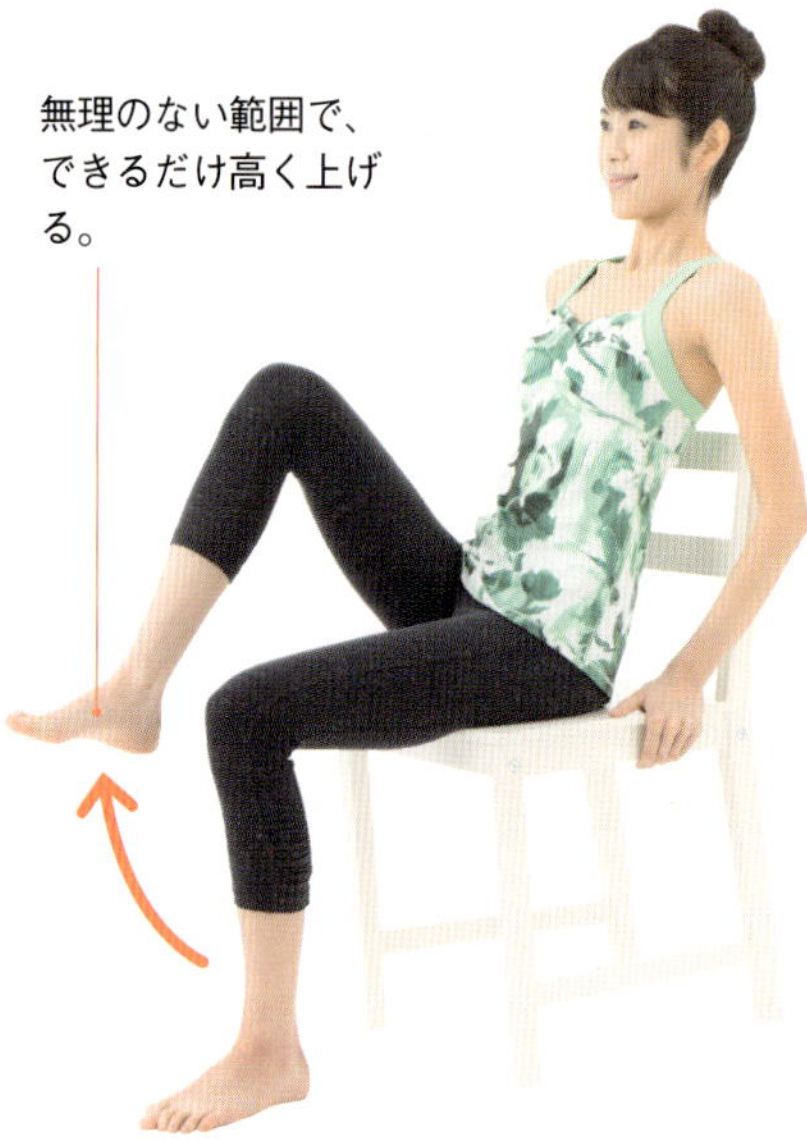

片脚 5 回ずつ

9

イヤイヤ運動

❷と同様にしてイヤイヤ運動を行う。

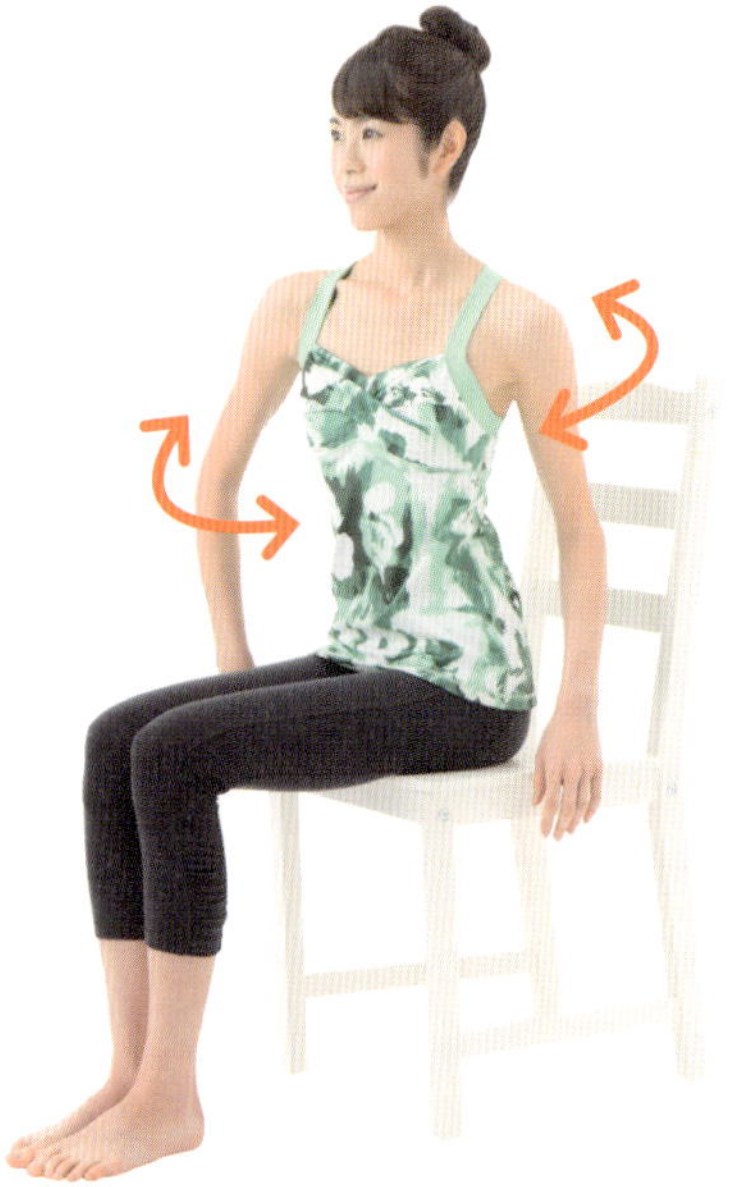

15秒

“座って行うゾンビ体操”の効かせ方

自分の症状やほしい効果に合わせて運動を組み合わせましょう。

その1 高血圧、肩こり、腰痛、リラックスに

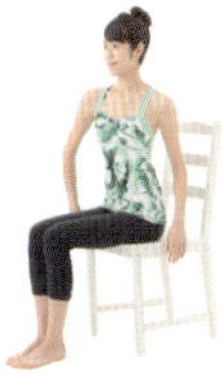

①～②を3セット × 1日3回

その2 糖尿病、脂質異常症、ひざ痛に

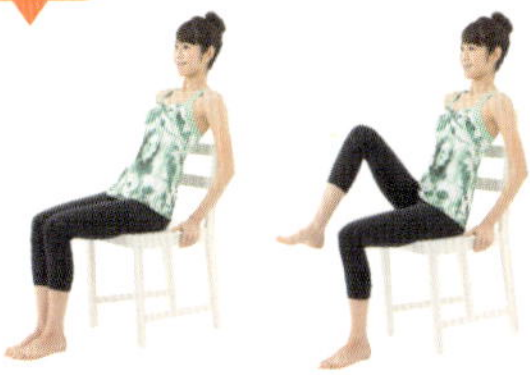

①～⑤を3セット × 1日3回

その3 足のむくみに

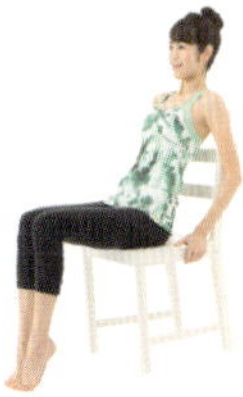

⑥を3セット
足が気になったときに

その4 生活習慣病全般、ダイエットに

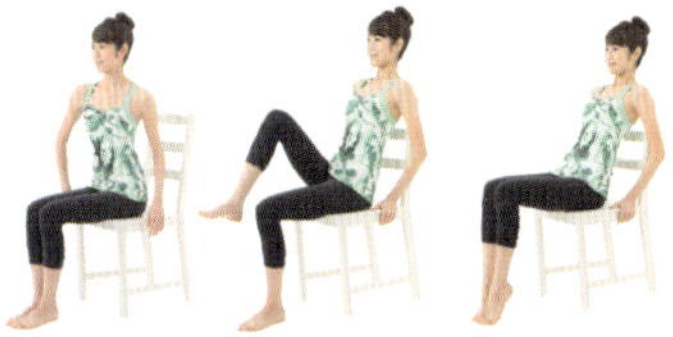

①～⑨を3セット × 1日3回

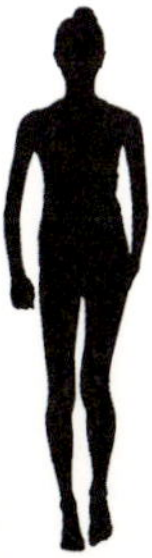

ゾンビ体操の運動効果

上半身
両腕をやわらかく揺らすことにより、血流アップの効果が。おなかに力を入れて姿勢を正すことで、見た目年齢が若返る!

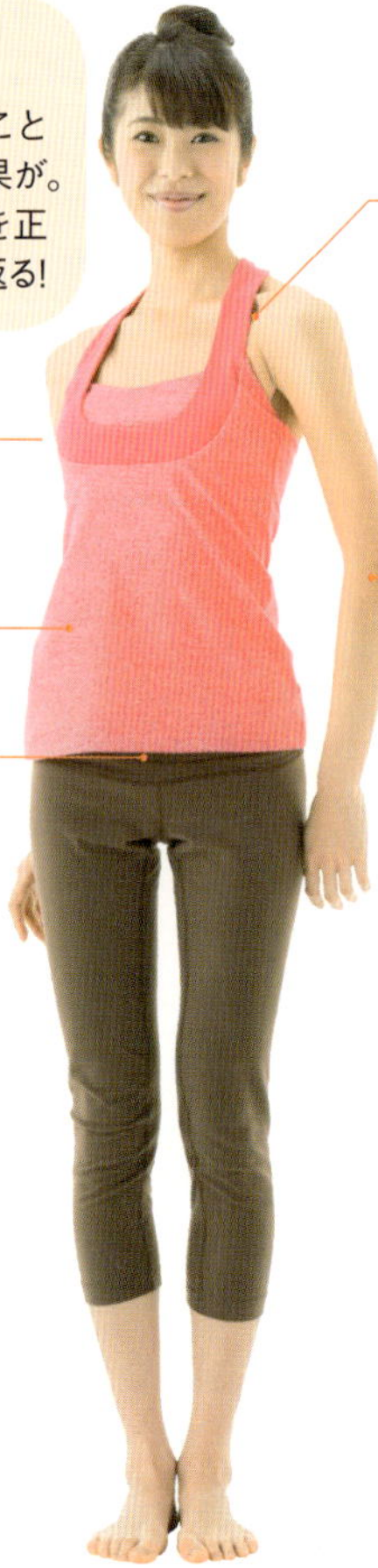

こりを和らげ、動きやすい肩に。

背筋を鍛えて姿勢を正す。

ウエストをひねってシェイプアップ。気分もスッキリ。

血流をよくして冷えを解消。

おなかを引き締め、ポッコリを解消。

手軽に楽しく行うことのできるゾンビ体操。しかし、その効果は全身に及びます。
まず注目すべきは「血流促進」。滞っていた血流が改善し、全身に血液が巡ります。これにより代謝アップ、血圧改善、冷え解消につながります。さらに、おなかに力が入ることにより筋力アップやシェイプアップの効果も！
少しの動きで多くの効果が実感できる運動、それがゾンビ体操です。

下半身

姿勢を正して両足をテンポよく動かすことで、筋肉が鍛えられ、腰痛やひざ痛を予防し脂肪を燃焼。

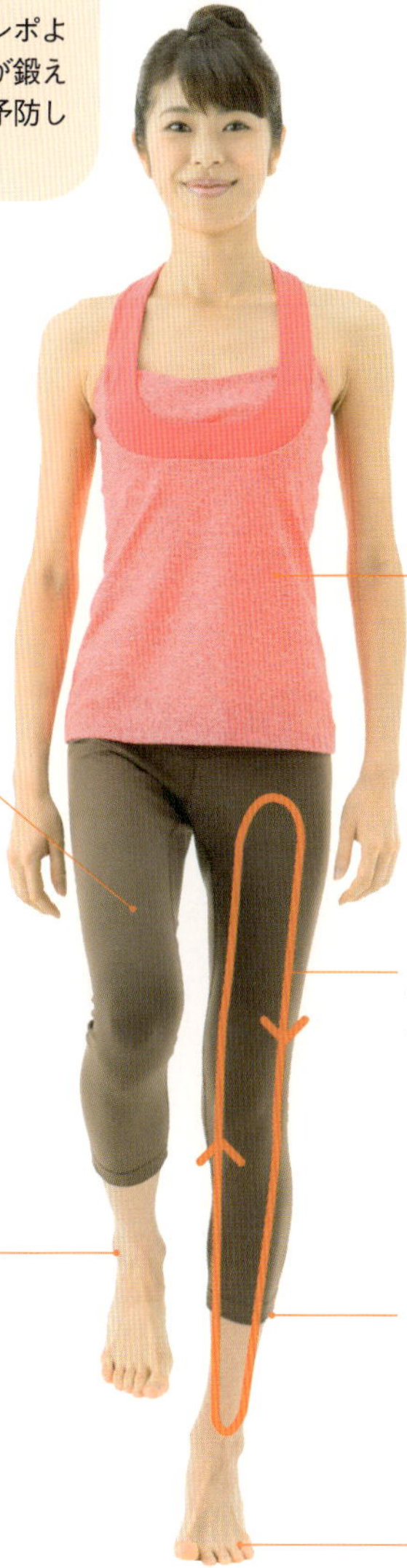

背部痛・腰痛を予防。

太ももの筋肉を鍛えてひざ痛を予防。筋肉量がアップして基礎代謝が高まり、抵抗力もアップ。

血管が開いて血流がアップ。脚から全身へ、筋肉運動によって温まった血液が巡る。

足首を引き締める。

ふくらはぎの運動により、リンパ液や静脈血の流れが改善し、むくみを解消。

足の先まで温かい血液が流れ、冷え知らずの体に。足指を強化して転倒予防。

衣装　イージーヨガ ジャパン　03-3481-8355

血管全開！1日ゾンビ体操

朝

布団の中で

目覚めたら、両手首・足首をパタパタと動かして。血流がアップして目覚め爽やか。

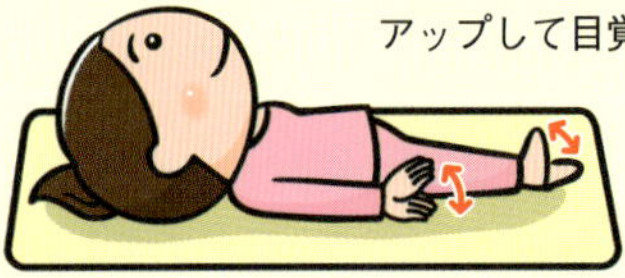

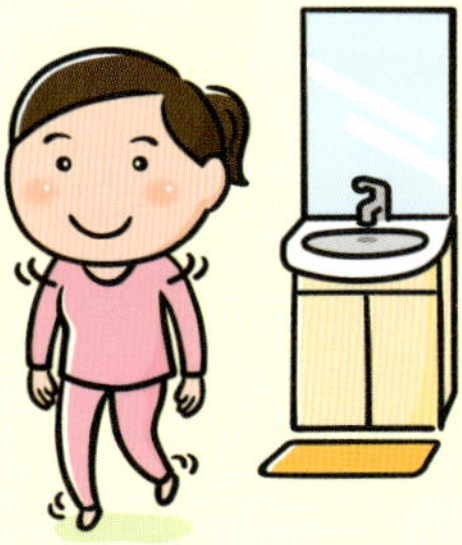

朝の移動中に

洗面所、トイレ、台所などへの移動も、足踏みや上半身のイヤイヤ運動をしながらの「ゾンビ歩き」で。

朝食のしたく

調理中はその場足踏みを。もちろん、汁物や熱湯を扱うときは動きを止めて！

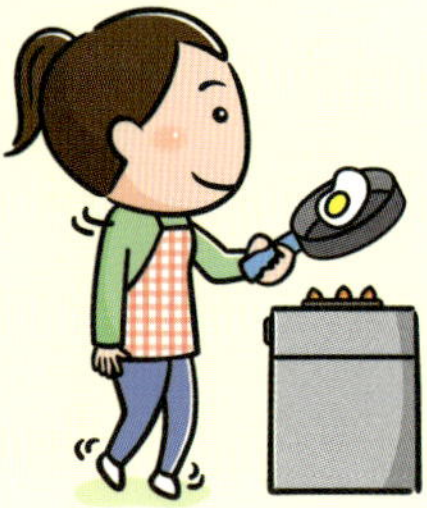

ゾンビ体操の最大の特長は「いつでも・どこでも」行えること。しかも、特別に「運動の時間」をつくらなくても、1日のあらゆる行動をゾンビ体操化すると、ますます血管が拡張し、血流がよくなります。

　ゾンビ体操の下半身の動きを取り入れて移動したり、座っているときに上半身の動きを取り入れて両肩を動かして腕を揺らすなど、日常のちょっとした動作をゾンビ体操に置き換えてみましょう。

昼

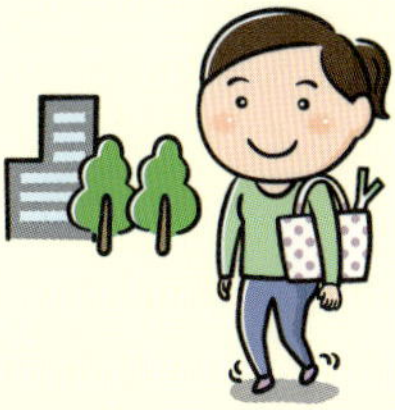

外出時

買い物や通勤など外出時の移動は、小刻みに足を上下させスロージョギングで。

デスクで

机で仕事をしたり本を読むときに、かかとの上げ下げを。イヤイヤ運動を行えばリフレッシュ効果も!

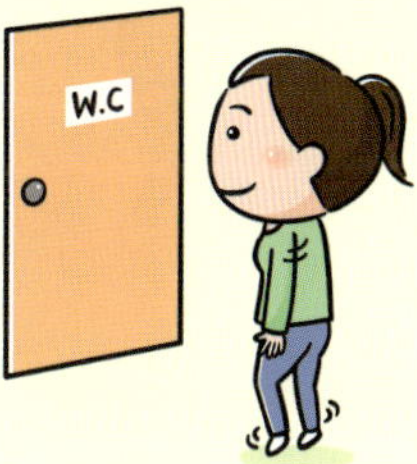

家の中で

トイレに行くなど室内での移動も、ゾンビ歩きで。

夜

入浴前

入浴前にゾンビ体操を。血流がよくなり、お風呂の温熱効果がさらにアップ!

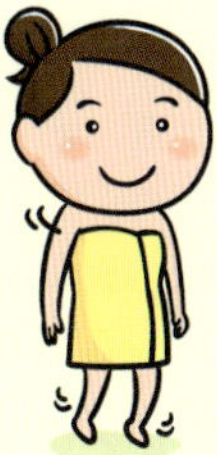

就寝前

寝る前はおなかを引き締めるゾンビ体操を。ただし、1、2回程度軽く行うだけにする。体操後は布団に倒れ込めば、そのまま快適な眠りに…。

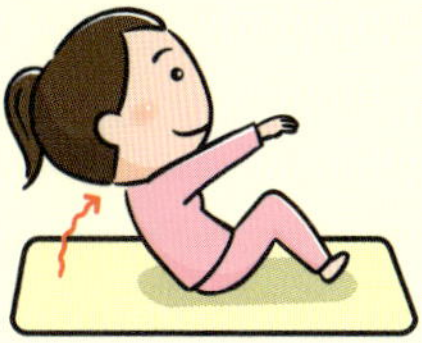

テレビを観ながら

ゾンビ体操は〝ながら運動〟にぴったり! テレビを観ながら行えばリラックス効果も!

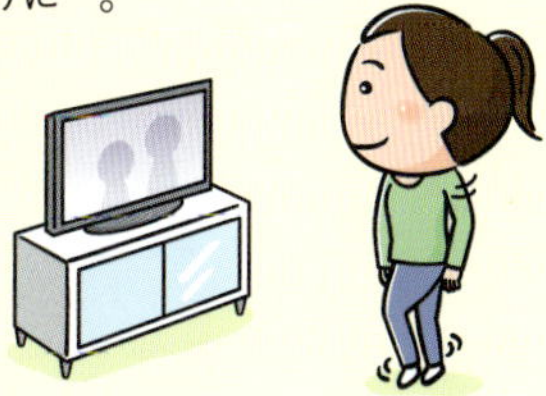

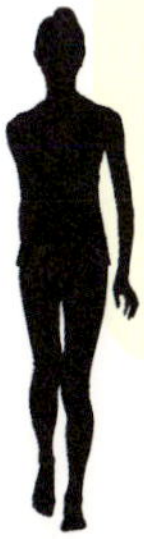

ゾンビ体操のNG集

悪い姿勢

背中を丸めた姿勢では、効果がないばかりか首や腰を痛める原因に。正しい姿勢で行って。

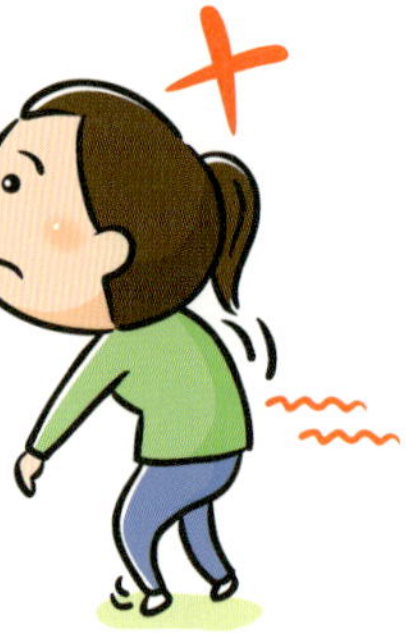

入浴中

風呂場で行うと足を滑らせるなど事故の元に。浴槽で行うのも血流がよくなりすぎるため、のぼせる危険性が。入浴前に行うのがよい。

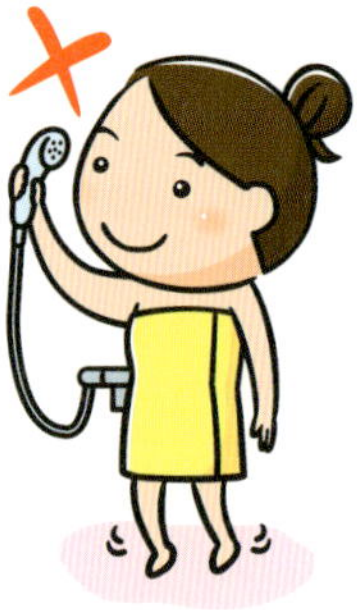

力の入れすぎ

力を入れるのはおなかだけ。他の部分に余計な力が入っていると筋肉を痛め、逆効果に。

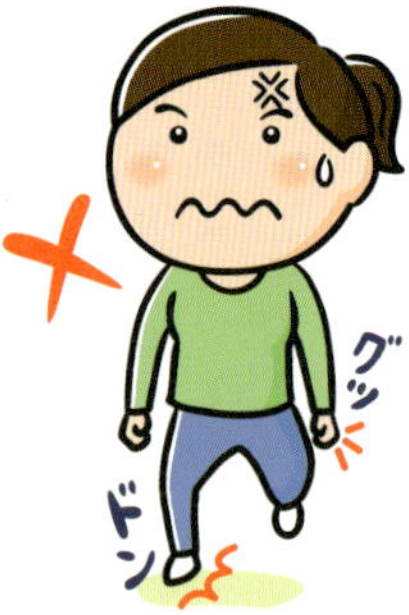

体調不良

風邪をひいているなど、本物のゾンビになりそうなほど体調が悪いときは避けて。

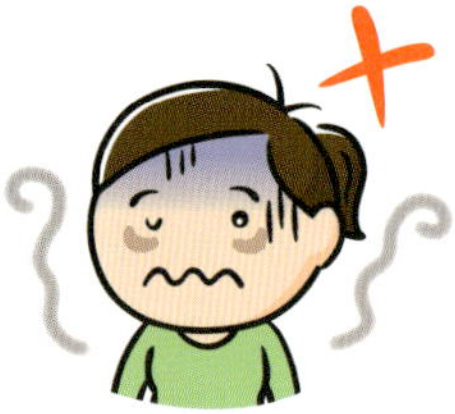

上半身と下半身を連動させるゾンビ体操は、どんな方にもおすすめできる、簡単で効果の高い運動です。

ただし、いくつかの禁止事項があります。かえって調子が悪くなってしまった…ということがないよう、ぜひお守りください。

そして、効果的な方法で今以上に健康に、そして若々しくなりましょう！

第2章

ゾンビ体操の驚くべき効果

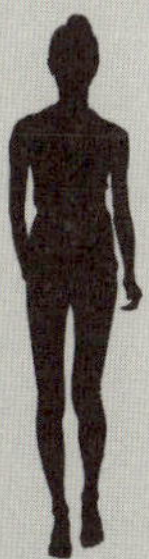

血圧や血糖値を下げ、肩こりや腰痛を改善

あなたは、電車やバスを待っている間に体を前後左右に揺らしてみたり、ゴルフのスイングをしてみたりなど、無意識のうちに体を動かしていることはありませんか？

ゾンビ体操は、そんな感覚で行える気軽な運動です。見られるのが少し恥ずかしいなら、まずは家の中や周囲に人がいないときを見計らってやってみてくださいね。

ゾンビ体操の動きはとてもユーモラスなので、やっているとなんだか楽しくなります。これは私だけでなく、おすすめして実践した患者さんが口を揃えておっしゃいます。

患者さんが家でやっていると、お子さんや親御さんが、

「何それ！　面白い。なんなの？」

と、集まってくると言うのです。

この楽しさがゾンビ体操のいいところです。

家族や友だちに教えながら、子どもから高齢者までみんなで楽しくできるので、続けるモチベーションにつながります。

続けると、血圧や血糖値が下がってきたり、肩こりや腰痛が改善したり、おなかが凹んで体重が減ったり、気分がスッキリしたりなど、その効果を実感することができるでしょう。

すると、ますますやる気が出て運動量がアップし、さらなる効果を生み出します。

ゾンビ体操が運動を始めるきっかけになって、運動が習慣となり、その結果ダイエットに成功したり、生活習慣病が改善したりなどの成果につながることが大切なのです。

あるメタボの患者さんは、なかなか運動に取り組むことができずにいましたが、ゾンビ体操をきっかけにダイエットに成功して、3か月後には脱メタボを達成しました。すると運動のモチベーションが上がり、半年後にはついに腹筋が割れたと大喜びしていました。

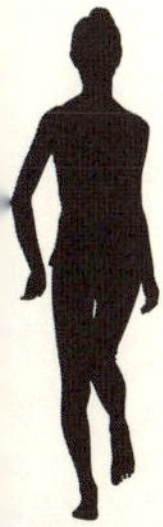

体を丈夫にするだけでなく、体をゆるめて自律神経を整える

ゾンビ体操には、生活習慣病の改善・予防、ダイエットや筋力アップだけでなく、ストレスを発散する効果が期待できます。

無酸素運動のみならず有酸素運動でも、運動中は血圧が上昇して心拍数が増加します。このとき自律神経のうち、車で例えるとアクセルに相当する交感神経の働きが高まっています。

しかし、運動を終えると交感神経の働きは次第に弱まって、変わりにブレーキに相当する副交感神経の働きが優位になり、心身ともに緊張がとれてリラックスします。上昇した血圧は下がり、増加した心拍数も平常状態へと戻ります。このような自律神経への働きかけにより、適度に運動することによって私たちの自律神経は正常に機能しているのです。

ふだんの生活でストレスをため込みいつも緊張している現代人は、常に交感神経が緊張した状態にあります。このような場合、過度な運動を行えば交感神経をさらに刺

激し、血圧や心拍数を過剰に上昇させて、心臓や血管に大きな負担をかけてしまうことになります。だからこそ、心身をリラックスしながら行える運動が必要となるのです。

そこで思い至ったのが、子どもがイヤイヤと体をよじる動きです。子どもは誰にも教えられていないのに、嫌なことがあると無意識でこの動きをしています。

あの動きに何かあるのではないかとやってみたら、なんだかとても気持ちがいいのです。

肩から腕の力を抜いてダラーンと垂らして、イヤイヤをする。これはストレス発散に最高で、なおかつ手軽な体操のように感じました。

おなかから下の筋肉を緊張させて姿勢を正し、肩の力を抜いて、その場ジョギングをすると、自然と両肩が前後に動きます。

この肩の動きを、イヤイヤをするようなイメージで大きく動かしてみると、脱力し

た腕と手が自然とゾンビのような動きになります。

これがゾンビ体操の基本の動きですが、実際に自分で行いながらその姿を鏡で見ればその動きがなんともユーモラスで、思わず笑ってしまいます。

もちろん、動きが面白いだけではありません。

ゾンビ体操は、簡単に言うと、**交感神経を高めすぎない適度な運動です。そして、運動後は副交感神経優位の状態へとスムーズに移行し、リラックスすることができます。このような運動を習慣づけて行うことにより、自律神経のバランスは良好になると考えられます**。

ストレスがたまって交感神経が優位になりすぎているときには、ゾンビ体操を行うことで体の緊張がほぐれて副交感神経のスイッチが入りやすくなります。

一方、日中にぼんやりして眠気が襲ってきたときにゾンビ体操を行うと、気分がスッキリして眠気がなくなります。ゾンビ体操は、自律神経の乱れを正し、体をニュートラルな状態に導いてくれる理想の運動と言えるでしょう。

では、ここからは、ゾンビ体操のどこがすごいのか、どのような効果があるのかを具体的にわかりやすくご説明します。

ゾンビ体操のココがすごい！

ゾンビ体操のココがすごい！

❶ いつでも、どこででもできる

いちばんの魅力は「いつでも」「どこででも」できる、ということです。

極端な話をすれば、立つことができればどこでもできます。寝転がったり、移動したりする必要がないので、思い立ったときにいつでもできます。

例えば…

●テレビを観ているとき

ゾンビ体操は息が上がるほど激しい動きではありません。上半身、特に頭部があまり動かず視点がぶれにくい利点があるため、テレビを観ながら行えます。

↓基本のゾンビ体操（24～29ページ参照）

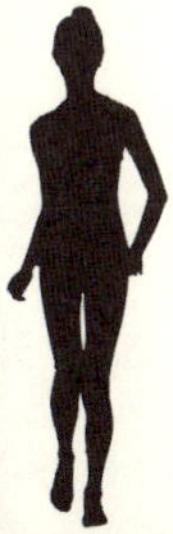

●椅子に座っているとき

イヤイヤ運動、もも上げ、かかとや足の上げ下げなど、症状や目的に合わせて組み合わせられます。

→座って行うゾンビ体操（38～43ページ参照）

●寝ているとき

手足をまっすぐ伸ばして横になった状態から、手と足の先を上下に動かします。手足と手首をパタパタさせるだけでもOKです。

→寝ながら行うゾンビ体操（34～37ページ参照）

●家の中で移動しながら

朝起きたときにはゾンビ体操をしながら移動すると、体がスムーズに目覚めます。日中や夜でも家の中をゾンビ歩きで移動すると、より効果がアップします。

→一日ゾンビ体操（46～47ページ参照）

●運動の前

ジョギングなどの運動の前にゾンビ体操を行うと準備体操になります。3分間のゾンビ体操で体が温まり、運動しやすい状態になっています。

準備体操なしのジョギングは足腰を痛めたり、血圧を急上昇させることがあるので危険です。特に冬や季節の変わり目など気温の低い日は、急に外に出るだけでも寒さの刺激で血圧が急上昇してしまいます。外出前にゾンビ体操を行えば、適度に体が温まるので寒さを感じにくくすることができます。

ケガの予防だけではなく、心臓や血管への負担を軽くするためにも、運動前のゾンビ体操をおすすめします。

↓基本のゾンビ体操（24～29ページ参照）

ゾンビ体操の
ココがすごい！

2

誰にでもできる

ゾンビ体操のいいところ、ふたつめは**誰にでもできる**という点です。

1回たったの3分という手軽さがポイントで、**足腰への負荷が少ない動作なので、ふだんは運動をしていない人でも無理なくできます。**

1回3分をきついと感じる人は30秒を3回繰り返す、ひざや腰が痛い人は座って行うなど、自分の状態に合わせてアレンジできるのも魅力です。

●ふだん運動をしていない人・運動が苦手な人

つま先で着地するので、足腰への負担が軽減されます。ひざや腰の痛みが少し気になるときや、運動が苦手な人でも無理なくできます。

↓基本のゾンビ体操（24〜29ページ参照）

●ひざや腰が痛く、立つのが苦痛な人

立って行うのが難しい場合には、座って行うゾンビ体操がおすすめ。もも上げを組み合わせることで下半身の筋肉も強化できます。

↓座って行うゾンビ体操（38〜43ページ参照）

●花粉症の人

家の中でできるので、外気中を飛び交う大量の花粉に悩まされることがありません。

↓基本のゾンビ体操（24〜29ページ参照）

●忙しい人

ゾンビ体操の基本は、1日3分を朝昼晩の3セットです。いくら忙しくても、3分程度であればできるでしょう。寝る1〜2時間前に、もう1セット追加するとさらに効果がアップしますが、これを合計してもたったの12分です。食後に1セットと決めてもいいですし、仕事の休憩時間にリフレッシュがてら行うのもおすすめです。

↓基本のゾンビ体操（24〜29ページ参照）

●部屋が狭い

ゾンビ体操は立つスペースがあればどこでもできます。一人暮らしで狭い部屋でも無理なくできます。運動するために部屋を片づける必要もありません。

↓基本のゾンビ体操（24～29ページ参照）

●おじいちゃん・おばあちゃん

何もしないでいると、加齢とともに筋力や骨はどんどん弱くなっていきます。寝たきり予防のためにも、ゾンビ体操を行いましょう。体力に合わせて、座ったり、寝た状態で行ったりするとよいでしょう。

ゾンビ体操は高齢者に多いロコモティブシンドローム（筋肉、骨、関節などの障害により、歩行や日常生活に支障をきたす状態）や骨粗しょう症の予防に効果的です。

↓寝ながら行うゾンビ体操（34～37ページ参照）

↓座って行うゾンビ体操（38～43ページ参照）

ゾンビ体操のココがすごい！

3

ひとつの運動であらゆる症状を予防・改善する

ゾンビ体操にどんな効果があるのかを、まとめました。どれも、現代人が悩まされているものばかりです。

これらすべてに効果があるゾンビ体操。いかにすばらしい運動か、以下も読めばおわかりいただけるでしょう。

生活習慣病（糖尿病、高血圧、脂質異常症）を予防・改善

生活習慣病の人は、内臓脂肪の蓄積によって、メタボリックシンドローム状態に陥っていると言ってもよいでしょう。

メタボリックシンドロームは、内臓脂肪症候群とも呼ばれ、内臓脂肪が溜《た》まったおなかポッコリタイプの肥満の人に、高血糖や高血圧、さらに高脂血症などの動脈硬化

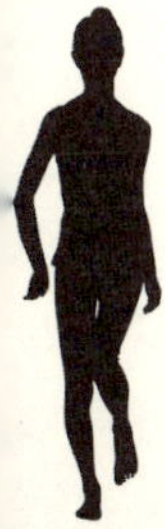

の危険因子が合併した状態を言います。メタボリックシンドロームは、動脈硬化を急速に進行させるため、やがて心筋梗塞《しんきんこうそく》や脳梗塞などの重大な病気が発症する危険性を高めるのです。

内臓脂肪の細胞からは、血圧や血糖値、中性脂肪値などを上昇させ、動脈硬化を促進させる複数の物質が分泌されます。ですから、メタボリックシンドロームを予防するためには、内臓脂肪を増やさないことがとても重要。内臓脂肪は食べ過ぎと運動不足によって増えるので、メタボ対策には過食を控えるとともに、ゾンビ体操を習慣づけて行うことが有効なのです。

脳梗塞・脳出血・くも膜下出血・心筋梗塞・狭心症を予防・改善

これらはすべて、主に動脈硬化が進行して、脳や心臓の血管がつまったり、切れたりして発症します。つまり、動脈硬化を予防することは、そのままこれらの病気予防につながります。

ゾンビ体操は血管力を高めて、動脈硬化の進行を防ぐ体操です。

これらの病気予防にはゾンビ体操が最適です。

その理由を詳しく知りたい方は、ぜひ第4章を読んでみてください。

肩こり・腰痛・ひざ痛を予防・改善

肩こりや腰痛、ひざの痛みは、主に筋肉の緊張や、加齢などによる筋肉の減少などが関与して生じます。

ゾンビ体操で体をゆるめれば、**緊張からきている肩こりや腰痛改善に役立ちます。**

また、ゾンビ体操でおなかや太ももの筋肉をつければ、**筋力の低下による腰痛やひざの痛みの予防・改善にもつながります。**

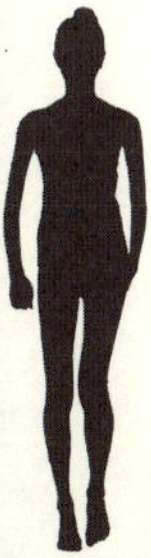

便秘を予防・改善

おなかを意識してゾンビ体操を行うと、**腸を適度に刺激して便秘の改善に役立ちます。**便秘のなかには、腹筋が弱く、腸の蠕動運動《ぜんどううんどう》がスムーズにできなくて生じているものもあります。

ゾンビ体操を習慣にしたら排便がスムーズになった、便秘に悩まされなくなったという感想をよく耳にします。

冷え症を予防・改善

ゾンビ体操は血管を拡張させて、血流をよくし、筋肉の運動によって生じた熱を全身に巡らせることで、体を温める効果があります。

それだけではありません。続けることにより熱をつくり出す**筋肉量がアップするので、冷え症の根本的な改善に役立つのです。**

ストレスによるうつ症状を予防・改善

ストレスが過剰になると、気分が落ち込み、イライラしやすかったり、ささいなことで怒ったり、人と会うのがおっくうになったり、うつのような症状が出てきます。

はっきりした研究データがあるわけではありませんが、ゾンビ体操のイヤイヤ運動には、**全身で嫌なことを打ち消す効果**があるのではないかと感じています。

子どもがダダをこねるときに、自然とイヤイヤをするのは、全身でその嫌なことを発散しているんじゃないかと感じるからです。

実際、患者さんにイヤイヤ運動をしてもらうと、気分がスッキリしたとか、なんだかウキウキしてきたとか、楽しい気分になったなどの感想をいただきます。

過度のストレスによるうつ症状の改善にも役立つのではないか…。明らかな研究データはありませんが、私はそう感じています。

不眠を予防・改善

寝る1～2時間前にゾンビ体操を行うと、**寝つきがよくなり深い眠りが得られるため睡眠の質が向上**します。

ゾンビ体操で血管が拡張して、血液の循環がよくなると、体温も上昇して体がポカポカしてきます。この状態は数時間続きますが、布団に入って横になると、体表からほどよく熱が体外へと逃げていき、体内の深部の体温が少しずつ下がってきます。いったん上昇した体温が下がるときに眠ると、熟睡することができて、心地よい眠りにつながります。

骨粗しょう症を予防・改善

ゾンビ体操の動きは、骨にも適度な刺激になります。バランスのとれた食生活とともに、ゾンビ体操を毎日行っていれば、骨が丈夫になり、骨密度の低下をゆるやかにできます。

高齢になるとともに、骨がどうしても弱くなっていきますが、毎日のゾンビ体操がそのスピードをゆるやかにしてくれます。

ロコモティブシンドロームを予防・改善

ロコモティブシンドロームとは、筋肉や骨など運動器の障害で「要介護」になるリスクの高い状態になることです。

ゾンビ体操を行うことで下半身の筋肉や骨を強化するため、ロコモティブシンドロームの予防になります。

高齢者が介護が必要な状態になる要因の大半を占めているのが、骨折です。

筋肉が減ると、ちょっとしたことで転倒したり、よろけたりします。そのうえ、骨が弱くなっていると、骨折のリスクが高くなります。骨折して動けない状態が続くと、筋肉や骨はどんどん弱くなっていきます。そうすると骨折が治っても歩けない、そのまま寝たきりになるというケースが少なくありません。

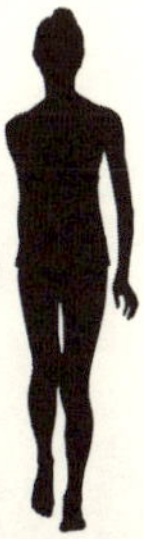

日頃からゾンビ体操を行っていれば、**骨だけでなく筋肉もついて寝たきり予防につながります。**ゾンビ体操は、高齢者の寝たきりを防ぎ、健康寿命を延ばすことに貢献してくれると確信しています。

サルコペニア肥満を予防・改善

サルコペニア肥満は、内臓脂肪型肥満（メタボ）とともにこわい肥満として最近注目されています。

サルコペニアには「加齢による筋肉の減少」という意味があります。

名前の通り、筋肉の減少と脂肪の増加が同時進行する肥満で、歩行能力など運動機能が低下しやすいため、ロコモティブシンドロームのリスクを高めます。

筑波大学の久野譜也《くのしんや》教授の調査によると、60代を過ぎるとサルコペニア肥満が増え始め、70代以上になると約3割が該当するそうです。特に女性に多いと言われていて、若い年代にも予備軍が存在すると指摘されていますが、脂肪が増えても筋肉が減っているので、太ったという印象がなく、気がつきにくいと言われています。

筋肉をつけて脂肪を燃焼するゾンビ体操は、サルコペニア肥満の予防・改善にぴったりの運動なのです。

がんを予防・改善

運動不足が、がんの大きなリスクファクターになっていることをご存じですか？

運動は生活習慣病だけでなく、がん予防にも一役買っています。

国立がん研究センターの調査によると、**運動量が多いほどがんにかかるリスクが下がる**というデータが出ています。

その理由はまだはっきりしていませんが、運動することで発がんを促す性ホルモンやインスリンの分泌をコントロールできる、マクロファージやＮＫ（ナチュラル・キラー）細胞、好中球《こうちゅうきゅう》などの免疫細胞の機能が改善される、発がんを促す活性酸素の産生が抑制されるなどが挙げられています。

はっきりと言えるのは、運動の肥満予防・解消効果です。WHO（世界保健機関）とFAO（国連食糧農業機関）によると、肥満は食道がん（腺がん）、腎臓《じんぞう》がん、乳がん、子宮体がんなどのリスクとなることが確実とされています。**ゾンビ体操で運動量を増やし、肥満を解消できれば、がん予防にもつながります。**

ゾンビ体操のココがすごい！

4

体が丈夫になる

ゾンビ体操をすると筋肉や骨が強くなります。片足で立って、あなたの体重を支える動作だけでも、繰り返せば筋肉や骨を強化します。ゾンビ体操は、筋肉や骨への負荷がさらに大きくかかるので、十分に筋肉や骨を強くします。

同時に、**血管が拡張して血行がよくなり、血管力がアップして、生活習慣病予防に**

もなります。また、低体温が改善するので免疫力が高まります。さらに近年、筋力をつけること自体が、免疫細胞の活性化につながり、風邪の悪化や肺炎などの発症を防ぐのに役立つことも明らかになりました。また、筋力をつけてそれを動かすことは、熱を生み出し、それによって温められた血液を体中に行き渡らせることになるので、冷え症の体質改善にもつながります。

- **腹筋、腸腰筋《ちょうようきん》、大腿筋《だいたいきん》などの筋肉がつく**
- **ふくらはぎの筋肉がつく**
- **骨が丈夫になる**
- **免疫力が高まる**
- **低体温を改善する**
- **血行促進で血管力がアップ**

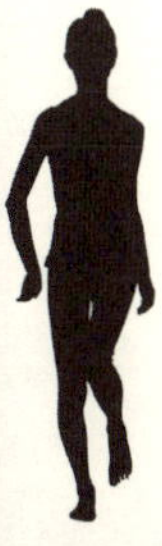

ゾンビ体操の
ココがすごい！

5 目的別にアレンジできる

ゾンビ体操のすごいところは、**ひとつの運動でたくさんの効果が期待できる**点です。ただし、目的によってゾンビ体操を行うタイミングや方法が違ってきます。

ここでは、特に要望の多い5つの目的について、その効果を最大に引き出すためのポイントをご紹介します。

1 血糖値を改善
2 ダイエット
3 血圧を正常値に近づける
4 冷え症を解消
5 ひざや腰の痛みを解消

1 血糖値が気になる人は食後のゾンビ体操を

血糖値が上がりやすい人は、食後30分〜1時間後のゾンビ体操がおすすめです。

血糖値は食後30分〜1時間30分くらいにかけて、上昇してピークになります。このとき、ゾンビ体操を行って筋肉を動かすと、血液中のブドウ糖が筋肉にとり込まれて使われるため、血糖値の急上昇を避けることができます。

最近、食後に血糖値が上昇する「食後高血糖」が問題視されています。

実は、少し高めの血糖値が慢性的に続くことよりも、食後に血糖値がボンボンと跳ね上がる食後高血糖のほうが危険性が高いと言われているのです。

血糖値が正常な人のなかにも、食後に血糖値が急上昇する人が増えていて、これが肥満の原因になっていたり、将来の糖尿病のリスクを高めていたり、動脈硬化を進めたりしているからです。また、食後高血糖がアルツハイマー型認知症のリスクを高めることもわかっています。

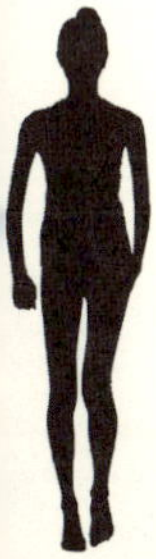

食後のゾンビ体操は、隠れ糖尿病の改善に極めて有効です。

血糖値が急上昇しにくくなるので、インスリンの分泌が抑えられます。インスリンには、余分なブドウ糖（血糖）を中性脂肪に合成するのを促す作用があり、別名〝肥満ホルモン〟と呼ばれます。

したがって、**ゾンビ体操は肥満の防止にも役立つ**のです。内臓脂肪型の肥満は、インスリン抵抗性と呼ばれるインスリンが働きにくい状態を起こし、やがて糖尿病になる危険性を高めることがわかっています。食後のゾンビ体操は、将来の糖尿病発症を防ぐためにも、ぜひ行っていただきたいのです。

2 ダイエット目的なら食前&食後のゾンビ体操を

食後のゾンビ体操は肥満予防にも有効です。

食事をした後にゾンビ体操でエネルギーを消費すれば、食べ過ぎを〝なかったこと〟にできます。ちょっと食べ過ぎたなと感じたときには、食後にすかさずゾンビ体操を行いましょう。

3時のおやつはやめられないという人は、おやつを食べた後にゾンビ体操をしましょう。3分間のゾンビ体操で、おやつの一部を〝なかったこと〟にできます。

食べたいのを止めるのはなかなか難しいことですから、食べて楽しんだ後に体を動かせばいいのです。

あなたの食べ過ぎを〝なかったこと〟にしてくれるゾンビ体操がおすすめです。

より効率よくやせたい人は、食後だけでなく、食事の前にもゾンビ体操を行いましょう。おなかにたっぷり贅肉《ぜいにく》がついている人は、食事前のおなかが減ったときこそ脂肪を燃焼するチャンスと考えるようにしてください。

私たちの脳は、血糖値が下がり始めたときに「おなかが減った」というサインを出します。これが空腹感です。

実はこの空腹感、太っている人にとってはやっかいな代物です。

血液中のブドウ糖を使い切ったときには、脂肪細胞にため込まれている中性脂肪がエネルギーとして使われ始めます。

血液中のブドウ糖を使い切ったときこそ、ため込んでいる脂肪を使うチャンスなのですが、空腹感に負けるとつい食べてしまいます。

とはいえ、おなかが減ったときに運動するのはつらいものです。

そんなときにおすすめなのがゾンビ体操です。

ゾンビ体操は激しい運動ではありません。おなかが減っていてもできます。

そして、不思議かもしれませんが、**おなかが減っているときにゾンビ体操を行うと空腹感が薄れます。**ただし、糖尿病で治療中の人は、低血糖症状を引き起こす危険性があるので、空腹時の運動は避けてください。

さらに、空腹時には脱水になっている可能性が高いので、ゾンビ体操の前に必ず水分補給することを忘れないでください。水分は水か白湯《さゆ》がおすすめです。スポーツ飲料の多くは糖分が入っているので、控えましょう。

食べ過ぎ予防のためにも食事の前のゾンビ体操は効果的です。

ゾンビ体操でエネルギーを消費すればするほど、おなかについている内臓脂肪が使われます。そうすると、メタボ解消にもつながります。

3 血圧が気になる人は布団の中でゾンビ体操を

朝の血圧が高い患者さんには、朝起きたときにゾンビ体操を行うようすすめています。すると、みなさん、**速やかに血圧が下がっていきます。**

やり方はいたって簡単。布団の中で横になった状態で、手足をパタパタと動かすだけ（34ページ参照）です。

体が少し温まってきたなと感じたら、布団から出て、ゾンビ体操をしながら家の中を移動しましょう。

洗面所、トイレ、台所、そして居間へとゾンビのように移動します。次に椅子に座り、2〜3分安静にしたのちに、血圧測定をしてみてください。すると意外にも、血圧は上昇せずに、かえって低めになっていることに気づくでしょう。

ゾンビ体操で血圧が下がるのは、血管が拡張するからです。筋肉を使って運動をすると、多少は血圧が上昇しますが、ゾンビ体操は同時に血管が拡張します。血管が拡張するメリットのほうが大きいので運動後は速やかに血圧が下がるわけです。

朝のゾンビ体操には、体を温めてから出かける、車のアイドリングのような効果があります。

朝、起きるときはおっくうなものです。いつまでも暖かい布団の中にいたいと思いますよね。朝起きるのが憂鬱《ゆううつ》という人も多いのではないでしょうか。

そんなときこそ、ゾンビ体操です。ゾンビになって動き始めると、意外に動けます。ゾンビの動きそのものがやっていて楽しいですから、気分がよくなり、なんとなく、朝のモチベーションも上がってきます。

冬の寒い時期には、気温が下がる朝方に血管が収縮して血圧が高くなります。こんなときには、朝、起きたときに、布団の中でまずゾンビ体操を行いましょう。

そして**布団から出たら、ゾンビ体操をしながら動いてみましょう。寒さが和らぎ、体が温かくなるのが体感できる**でしょう。

4 冷え症の人は入浴前のゾンビ体操を

ゾンビ体操は手足をブラブラと動かすので、血流がよくなります。下半身を中心とした筋肉からは熱が産出され、それによって温められた血液が全身を循環するので、**冷え症にもすごくよく効きます。**

さらに、足を動かせば動かすほど、下半身に筋肉がつき、その筋肉を動かすことによってより多くの熱が産出されます。これが、根本的な冷え症の改善につながります。

手っ取り早く冷え症を予防・解消するには、入浴前のゾンビ体操がおすすめです。

冷え症の予防というと、ぬるいお風呂に長く入る半身浴がすすめられます。入浴によって体の芯まで温めるためには、体表の血管を流れる血液を温めて、全身に循環さ

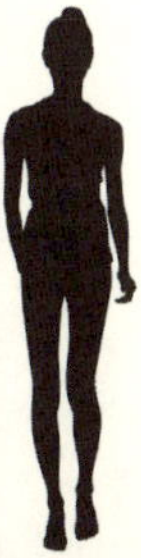

せる必要があるからです。

しかし本音を言うと、私自身はぬるい湯に長く入るのがあまり好きではありません。やはり、38度の湯は入浴するにはちょっとぬるすぎると思うのです。せめて41度くらいの、気持ちいいと感じる少し熱めの湯に入りたいというのが正直なところです。

同じように冷え症も、熱めの湯に入りたいという方のほうが多いかもしれません。ところが、いきなり熱い湯に入ると、血管はキュッと収縮してしまい、体表を流れる血液の量が減ってしまうのです。しかも、熱いから長い時間は入れません。

熱い湯をかけてトマトの皮をむく、湯むきのような状態です。外だけ温度が急上昇したにとどまり、中まで温まってはいません。

そこで考えついたのが、入浴の前のゾンビ体操です。

ゾンビ体操であらかじめ体を芯から温めておけば、その後の短時間の入浴でも十分に体が温まります。

極端なことを言えば、**シャワーを浴びるだけでも済む**でしょう。ゾンビ体操を行った後で温かい湯をかぶれば、入浴と同じくらいの効果が出るわけです。

入浴前は、脱衣所までゾンビになって移動しましょう。脱衣所についたら、ゾンビ体操を続けながら服を脱いで、ゾンビのまま風呂場まで移動していけば、冬場でも体がポカポカして寒さをそれほど感じないでしょう。ただし、風呂場に入ったら床が滑りやすいので、ゾンビ体操は中止してください。

冬場の入浴中は脳出血や脳梗塞、心筋梗塞などを発症して突然死を招きやすいという危険性があります。急激な温度変化で血圧が急変動し、心臓や血管に負担がかかってしまうからです（ヒートショック）。

ヒートショックを避けるためにも、入浴前のゾンビ体操をおすすめします。でも、長湯や入浴直後のゾンビ体操はのぼせの原因になるので、行わないでください。

5 ひざや腰が痛い人は、もも上げゾンビ体操を

腰痛がある人はおなかに筋肉があまりついていません。腰を支える前側の腹筋群が弱いので、背中の筋肉が緊張し、多くの場合それが腰の痛みを招いています。

だから、**おなかに力を入れてゾンビ体操を行いましょう。腹筋が鍛えられて腰痛の予防・改善につながります。**

より確実に腰痛予防をしたい人は、ゾンビ体操のインターバルのときに、ひざを直角に曲げて片足立ちする、もも上げを行いましょう（30ページ参照）。ももをゆっくり上げて、ゆっくり下ろす。これを3秒ずつ、左右の脚を交互に3回ずつ行えば、おなか周辺の筋肉を効率よく鍛えることができます。

わざわざ、腰痛予防のためのストレッチや筋トレをしなくても、ゾンビ体操にもも上げをプラスするだけでＯＫです。

もも上げをすると、太ももの筋肉が鍛えられます。

すると、ひざの痛みの予防や改善にもつながります。


ひざの痛みも、ひざの周囲の筋肉が低下することで生じます。

ところが、ひざが痛むと動くのが嫌になり、さらに運動しなくなるので筋肉がどんどん落ちていきます。それがさらにひざの痛みを招くという悪循環を引き起こします。

これを断ち切るためには、ゾンビ体操がおすすめです。

ゾンビ体操の
ココがすごい！

6

ストレス解消になる

ゾンビ体操はストレス解消にも効果があります。

忙しい現代人は、どちらかというと緊張状態にあることが多く、交感神経が優位になりがちです。

その結果、副交感神経への切り替えがうまくできなくなり、休んでいるときにも交感神経が優位になっていて、リラックスできていないということがあります。

そんな人はゾンビ体操をやってみてください。

そもそも運動には、交感神経と副交感神経の切り替えをスムーズにする作用があると言われているので、体を動かせば自律神経のバランスが整います。

さらに、**ゾンビ体操は、足踏みしているときは交感神経が刺激されていますが、休憩のインターバルに入ったときには、体がリラックスして副交感神経のスイッチが入りやすくなっています。**

ゾンビ体操をやると、楽しい、ホッとするといった意見が多いので、ゾンビ体操そのものが副交感神経を優位にすると言ってもいいかもしれません。

自律神経を整える、リラックスできるＣＤなどを聞きながらゾンビ体操を行えば、より効果的でしょう。

更年期の女性が悩まされる、冷え、のぼせ、肩こり、気分の落ち込みなどの症状は、自律神経のバランスの崩れからきているものもあります。

更年期はこうした体調不良のために、体を動かさなくなりがちです。それがさらに自律神経のバランスを崩し、悪循環に陥ってしまっています。

ただ、しんどいときに運動する気になれないというのもよくわかります。

そんなときは、ゾンビ体操をやってみてください。しんどさがとれて、なんとなく気持ちがウキウキしてくるでしょう。

ゾンビ体操の
ココがすごい！

7

若返る・きれいになる

先ほど、食後のゾンビ体操が血糖値の急上昇を抑えると言いました。

実はこれ、**若返りにも一役買っています。**

ＡＧＥという言葉を聞いたことはありませんか？　ＡＧＥは、タンパク質とブドウ糖が結合したもので最終糖化産物とも呼ばれますが、体内のあらゆる老化に影響していると言われています。

私たちの細胞を構成しているのはタンパク質です。皮膚《ひふ》のコラーゲンも血管もタンパク質でできています。つまり**血糖値が高い状態は、皮膚はもちろん、そこに栄養を運んでいる血管をどんどん老化させてしまっている**ということなのです。

血液中に過剰な糖があればあるほど、体内のタンパク質が糖化してしまいます。

糖化を防ぐということは、過剰な糖を血液中においておかないということです。**ゾンビ体操で余分な糖を使い切りましょう。**

さらに、ゾンビ体操によって血管壁から出るNO《エヌオー》（一酸化窒素《いっさんかちっそ》）には、血管をしなやかに開き、**動脈硬化を予防して血管を若返らせる効果がある**のです。

近年、血管の老化の指標である血管年齢が高くなるほど、女性の肌のしみが大きくなることが明らかになっています。**ゾンビ体操で血管から若返り、体の中からきれいになりましょう。**

コラム2

高血圧だけでなく低血圧にも有効なゾンビ体操

血圧を上げすぎず下げすぎず、ちょうどいい状態に保つ。それがゾンビ体操のメリットのひとつです。

高血圧が健康によくないことはよく知られていますが、低血圧も症状がある場合には放っておかないほうがいいでしょう。低血圧は、高血圧に比べると動脈硬化を進行させたり、生命にかかわる病気を招くわけではありませんが、低すぎると立ちくらみやめまいの原因となってしまうことがあります。健康のためには、高すぎず、低すぎず、適度な血圧を保つほうがいいのです。

朝、起き上がったときに立ちくらみがしたり、トイレで立ち上がったときにふらつく人で、血液検査で貧血がない場合には、起立性低血圧が疑われます。

起立性低血圧とは、立ち上がったときにうまく血圧が上がらないために、上半身に血液を送りきれず、ふらついてしまう状態です。

実は、この起立性低血圧の症状の改善にもゾンビ体操が役立ちます。

ゾンビ体操で足の筋肉をつけると、立ったときに下肢の緊張とともに血管がグッとしまって血圧が高まり、上半身から頭まで血液が充分に流れるようになります。さらに、運動の習慣によって自律神経のバランスがよくなると、立ち上がったときの血圧の調節もうまくいくようになるのです。

ゾンビ体操は、高血圧の人にもいいし、逆に低血圧の人にもいい。年齢や性別に関係なくできる。まさに万能体操なのです。

第3章

ゾンビ体操で健康になった患者さんたち

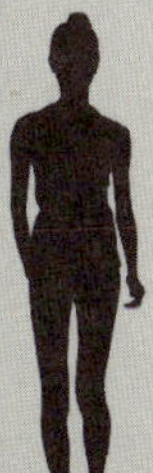

やってて楽しい、効果はバッチリ 患者さんに大好評のゾンビ体操

私は、患者さんの多くにゾンビ体操をおすすめしています。中には、ゾンビ体操を見た瞬間に怒り出してしまいそうな、強面《こわもて》の患者さんもいらっしゃいますが、意外にも喜んでチャレンジしてくださいます。

家族の一人がゾンビ体操をやっていると、面白いからといって周囲の人がまねをしたり、笑って声かけてきたりするので、コミュニケーションが生まれるそうです。

夕方、お母さんが台所で夕食の準備をしながらゾンビ体操をやってるときに、息子さんが帰ってきて「何やってんの?」と興味を持ち、面白いとツイッターなどSNSでつぶやいたり、自分もやってみたりと、すでにゾンビ体操の輪が口コミで広がり始めています。

以前、テレビ番組で紹介したことがあるのですが、そのときもSNSのつぶやきがものすごい数になっていました。

ゾンビ体操のコミカルな動きが笑いを誘い、**面白いからと続けてみたら、体調や血液検査の数値までもがよくなった。効果が出たことがうれしくて、もっと続けたくなった。そういういい循環が生まれています。**

ゾンビ体操が習慣になったらしめたものです。

体のラインがスッキリして引き締まってきますし、高めだった血糖値や血圧などが下がります。肩こりや腰痛、ひざの痛みに悩まされなくなって、ぐっすり眠れるようになり、気分もスッキリしている。

もういいことずくめです。

患者さんのなかには、寒いときやイライラしたときには自然とゾンビ体操の動きをしているという方もいらっしゃいます。

この章では、具体的な効果があった患者さんの例を、いくつかご紹介しましょう。

ぽっこりおなかがひっこんで体が引き締まった

いちばんわかりやすいのは、肥満の改善です。

おなかのポッコリがなかなか改善しないAさんという患者さんは、いつも「私は水を飲んでも空気を食べても太る体質です」とおっしゃるので、食事内容を伺ってみると、少し炭水化物が多めではありましたが、それほど食べ過ぎというわけではありませんでした。

しかし、運動は嫌いで、ほとんどしていないとのこと。

食事内容を見直してダイエットを続けていただくと、若干体重が減りましたが、おなかのポッコリはなかなか取れませんでした。

すると、Aさんは「こんなにがまんしているのに、全然やせない」と、がっかりしたようにおっしゃいます。

そこで、運動不足を解消するために、ゾンビ体操をやってもらうようにしました。

すると、**次第に顔と体のラインが変わり始めました。**やがて、周囲からやせたとか、きれいになったとかほめられるようになったのです。

どんどんやせたために、なかには「病気になったの？」と聞く人もいたそうですから、かなりの変化です。

おなかまわりの脂肪がとれて、スッキリ見えるようになったのでしょう。Aさんもズボンのベルトがだいぶ短くなったとニコニコ顔でおっしゃっていました。

ポッコリおなかの原因は、たまりやすく減りやすいという特徴がある内臓脂肪です。ゾンビ体操で内臓脂肪を減らせばポッコリおなかが改善し、スタイルがよくなります。さらに生活習慣病の予防に、とっても役立つのです。

なかなか太れないガリガリの人も しっかり筋肉がついた

ゾンビ体操の面白いところは、ただ単にやせるだけではないという点です。

私の患者さんには、ぽっちゃりしていて生活習慣病になって受診している人が多いのですが、Bさんは逆にやせすぎていて筋肉をつけたいという方でした。

運動していて細いのなら筋肉がついているので問題ないのですが、Bさんは運動をしないで細く、筋肉もついてないので体力がありませんし、骨も弱くなって骨粗しょう症のリスクもあり、心配です。

運動などで筋肉量を増やすようアドバイスするのですが、運動嫌いのBさんはてっとり早く運動以外の方法で太ろうとします。

太るために糖質中心の食事を過剰にとった結果、手足が細くておなかがポッコリとした体型になっただけでなく、血糖値が上昇してしまうなど、生活習慣病まで引き起こす危険性がありました。

そこで私は、Ｂさんにもゾンビ体操をすすめました。

ゾンビ体操であれば運動嫌いな人でも無理なくできますし、やっていて楽しいのかそれほど嫌がられません。

それどころかなんとなく続けているうちに筋肉がついて、体重も少し増えてきます。

毎日楽しんで続けたＢさんは半年後には、**姿勢もよくなり、見た目も若々しく健康的になりました。**

私は、**運動嫌いな人にこそゾンビ体操をやってほしい**、そう思っています。

「運動嫌いな人、長続きしない人にこそ、ゾンビになってみてほしい」。それがゾンビ体操のキャッチフレーズのひとつです。

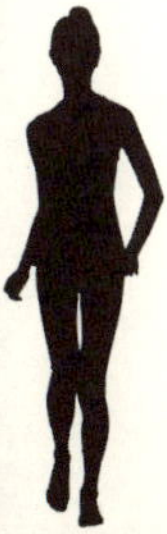

糖尿病や高血糖状態がみるみる改善した

体重や筋肉や骨など、見た目の変化のほかに、**特によくなるのが血糖値**です。

糖尿病のCさんは、食事をできるだけがまんしているのですが、なかなか血糖値が改善しません。

もともと運動が苦手でやったこともないようで、いくらすすめても運動をしないので、血糖値はいっこうによくならないのです。

時間がない、寒い、暑いなど五大言い訳が続くので、「ゾンビ体操はどうですか？　1回3分、1日毎食後に3回です。こんな動きだけど面白いでしょ？　家の中でできますよ」とすすめてみたら、「面白いですね」と興味を持ち、やり始めていただけたのです。

すると、3か月後に検査したときには、過去2か月間の血糖値の平均を示す

HbA1c（ヘモグロビンエーワンシー）の値が7・3%から7・0%へとかなりよくなっていました。

HbA1cとは、血液中のヘモグロビンとブドウ糖が結合したもの。正常値は6・0%未満なので、数値はまだ高いのですが、糖尿病による合併症予防のための目標値は7・0%未満なので、Cさんの数値が**ここまで下がったのはとてもすばらしいこと**です。

もちろん、食事療法も行っていましたが、特にゾンビ体操を行ったことがよい結果につながったのだろうと確信しています。運動不足の人ほど、少しでも運動することでCさんのように大きな効果が得られることを、改めて実感しました。

このように数値が目に見えて改善すると、ゾンビ体操をもっと続けるモチベーションになりますし、食事制限にもがぜんやる気が出てきます。

今後の数値のさらなる改善が楽しみです。

ひざや腰の痛みが和らいだ肩こりに悩まされなくなった

ゾンビ体操によって肩こりや腰痛、さらにひざの痛みまでもがよくなったという患者さんも多くいらっしゃいます。

ひざが痛い人はひざをかばって歩くために、特に太ももの筋肉をうまく使えなくなり、その結果、ひざの周辺を支える筋力も落ちてしまっています。

そうするとひざがぐらつき、痛みがひどくなるため、ますます歩かなくなり、筋力の低下を招くという悪循環に陥ります。

ひざの痛みは、ひざの周りを支える役割も担う太ももの筋肉や腱を鍛えないと、なかなか治りません。腰痛も同じで、弱った腹筋などの筋力の強化なしには改善が見込めないのです。だから、いまや「**ひざの痛みや腰痛は動かして治せ**」と言われるようになっています。

事実、日本整形外科学会の『腰痛診療ガイドライン２０１２』には、腰痛は安静にするよりもむしろ動かしたほうがよいと書かれています。

ひざもそうです。大腿部の筋肉をつけるほど、ひざの痛みの改善につながるということは、整形外科医の間で常識となっています。

なので、私はひざや腰が痛いという患者さんにも、ゾンビ体操をやってもらっています。ひざや腰が痛む人でも、その場で足踏み程度ならできます。最初は少しずつ足踏みから始め、徐々に回数を増やし、最終的に脚の動きをジョギングに近づけていってもらいます。

このようにしてゾンビ体操を続けると、ひざや腰の痛みが改善されていくのです。

ひざや腰の痛み以外では、**肩こりの解消にもゾンビ体操は有効**です。ゾンビ体操のイヤイヤ運動を行うと肩周辺の血管が拡張して、血液の循環がよくなるので、肩だけでなく首のこりまでもが解消されます。**肩こりだけでなく、ついでに手足の冷えもよくなった**という方も多くいらっしゃいます。

姿勢がよくなって若々しく見られるようになった

ゾンビ体操には、若返り効果があるようです。事実、ゾンビ体操を始めて以来、いつもは年上に見られていたけど年相応に見られるようになったという人から、年下に見られたという人までいるのです。

おそらく、ゾンビ体操によって背すじがすっと伸びて姿勢がよくなり、**若返って見える**ようになるのでしょう。

街を歩いているときに、ショウウインドウに映った自分の姿を見て、今までよりも若くなっていてびっくりした、うれしかったとニコニコしながら話してくれる患者さんたちを見ると、私までうれしくなってしまいます。

前述したように、血管年齢の老化はお肌の老化と関係しているので、ゾンビ体操によって血管から若返った結果とも考えられます。

あなたもゾンビ体操で若返りましょう!

ボーッとしがちだったおばあちゃんがシャキッとしてきた

80代のDさんにゾンビ体操を始めてもらったところ、最初に受診した頃はボーッとしていて反応が鈍かったのに、よくしゃべるようになったので驚きました。認知症とまではいかないけれど、少し低下しかけていた**認知機能が改善した**ようです。

有酸素運動は脳の側頭葉や海馬を刺激すると言われています。運動に認知症予防効果があることはさまざまな臨床結果がありますが、ゾンビ体操も認知機能を高める有酸素運動であると言っていいのではないでしょうか。

あと、**運動することで体が元気になって、自分が若返っていると意識したこともよかった**のかもしれません。

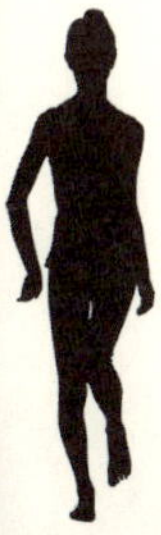

第4章

ゾンビ体操のメカニズムに迫る

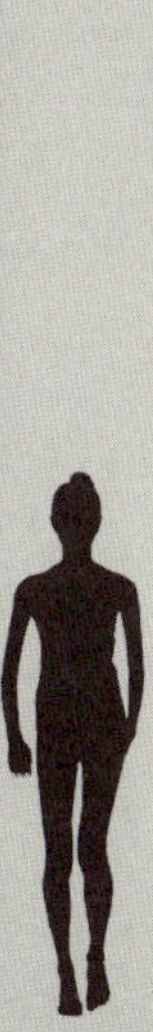

血管力を高め、筋肉と骨を丈夫にして免疫力を高めるゾンビ体操

ゾンビ体操で下半身を動かすと、その部分の筋肉で熱がつくられます。その熱をのせた血液は、足の先を循環して心臓へと返ってきて、全身へと送られます。温かい血液が全身を循環するので、全身がまるで温水暖房機のような状態になってあたたまるのです。

ゾンビ体操は冷え症の解消に効果抜群なのですが、それよりももっと重要なのは、この運動によって血管そのものが強化されるということです。

運動によって、筋肉から血液中にブラジキニンという物質が出ます。ブラジキニンは血圧を下げる作用のある生理活性物質なのですが、このブラジキニンはさらに血管の内側にある内皮細胞《ないひさいぼう》からNO（一酸化窒素）の分泌を促します。

このNOが、血管を丈夫にするカギとなる物質なのです。

NOは血管を拡張させ、血流をよくして血圧を安定させます。さらに、血管そのも

のを動脈硬化から守り、丈夫にしているのです。

ＮＯは血流がよくなるほど出てくるようになるので、血流がよくなればなるほどＮＯが出るようになり、血管の内皮細胞の機能が向上し、血管がどんどん若返っていきます。

ゾンビ体操を行うと、全身の血流がよくなってＮＯが分泌されます。それが血管内皮の機能を改善してさらなるＮＯを呼び、血管年齢が若返ることにつながります。

ゾンビ体操は血管そのものを若返らせる体操なのです。

ＮＯについて、まだみなさんはあまりご存じないかもしれません。また、「血管力って何？」と疑問を感じられている方もいるでしょう。

そこで、ここでは血管を若返らせるＮＯを中心に解説しながら、血管力についてご紹介します。

ゾンビ体操が血管力を高める

ゾンビ体操が
血管力を高める
1

体を老けさせる血管の老化

ゾンビ体操がなぜこれほど私たちによい効果をもたらすのか。それは、**ゾンビ体操に血管力を高める効果がある**からです。

血管力とは私がつくった言葉で、「**血管全体がしなやかさを保ち、内壁はなめらかで、血液をスムーズに循環させることができる力**」**のこと**です。

血管はとても大切なものです。それなのに、その重要性は一般の人にあまり知られていません。そのため、血管が重要と聞いてもピンとこない方がいらっしゃるかもしれません。

でも、よく考えてみてください。脳梗塞や心筋梗塞などをもたらす病気は、脳や心臓の血管が切れたりつまったりする血管の病気です。さらに、認知症のひとつである脳血管性認知症はその病名の通り、主に脳卒中という脳の血管の病気が招きます。

突然死や寝たきりをもたらす病気のほとんどは、血管が切れたり、つまったりすることで起こる病気です。

それだけではありません。私たちの体を構成する細胞に酸素や栄養などを送っているのも血管です。血液が血管を通って全身の細胞にきちんと送られることで、私たちは生命活動を維持しているのです。

19世紀の内科医オスラーは「**人は血管とともに老いる**」という名言を残しました。まさしくその通り、私たちの健康や老化は血管次第とも言えるのです。

血管力が高い人は血管がしなやかで若々しく、体のすみずみの細胞にまで血液が滞ることなく流れています。逆に血管力が低い人は、血管がかたく、しなやかさを失って、血液がスムーズに流れなくなっています。

私は、よく血管の状態を桜の木に例えます。桜の木を思い浮かべてください。各地に銘木と呼ばれる桜の古木がありますが、樹齢１０００年を超える桜の古木のなかには、毎年満開の花を咲かせているものもあります。ところが、桜のなかには若木であっても貧弱な枝葉しかつかず、桜がちらほらとしか咲いていないものもあります。

人で考えると、**満開の古木は血管力が高く毎日を生き生きと生活している長寿者、桜がちらほらとしか咲いていない若木は生活習慣が乱れて血管力が低下してしまっている若者**のように感じられてなりません。

血管力に大きく関係しているのが、血管内をびっしりと覆っている内皮細胞という薄い細胞の層です。内皮細胞には、皮膚が水分を保持したり、外部から異物が侵入するのを防いだりするのと同じようなバリア機能があります。皮膚が私たちの体を覆って守っているように、内皮細胞は血管の内側を覆って血管壁を守っているのです。

内皮細胞は加齢や悪しき生活習慣によって低下していきます。でも、がっかりすることはありません。**生活習慣の改善、特に運動することで内皮細胞の機能を正常に維持することは可能**です。

血管の老化は、はっきり言えば内皮細胞の機能が低下することで進みます。内皮細胞の機能をいかに維持できるかが、あなたの老化を決めると言ってもいいでしょう。

血管力は、何歳になっても高められる！

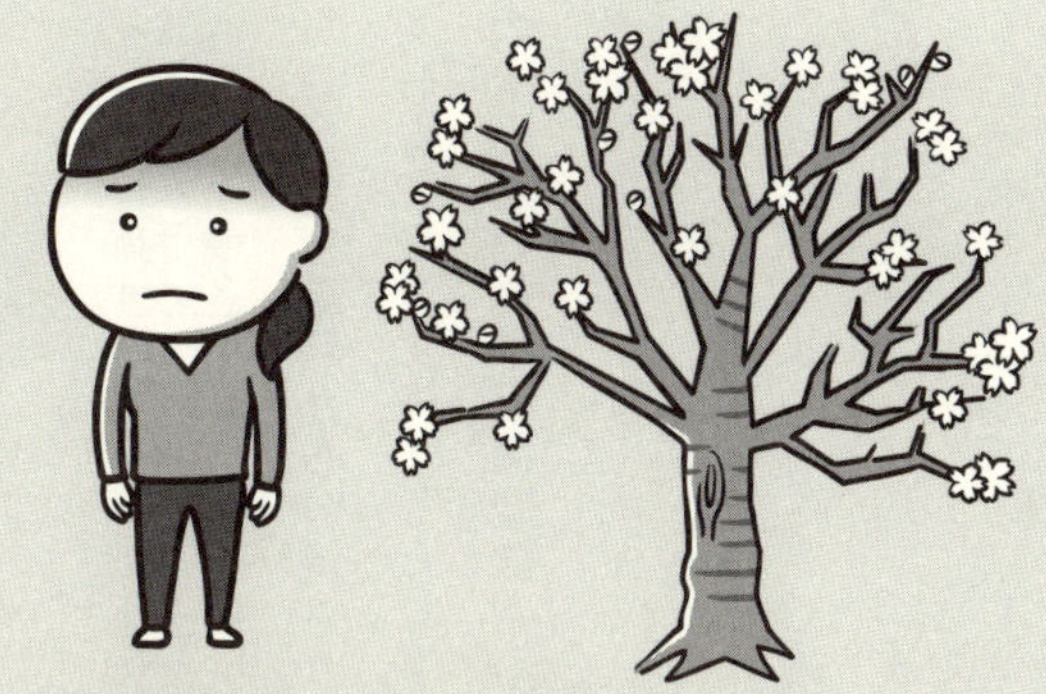

生活習慣が乱れて血管力が低下した若者の体は、ほとんど花を咲かせていない若い桜の木のよう。

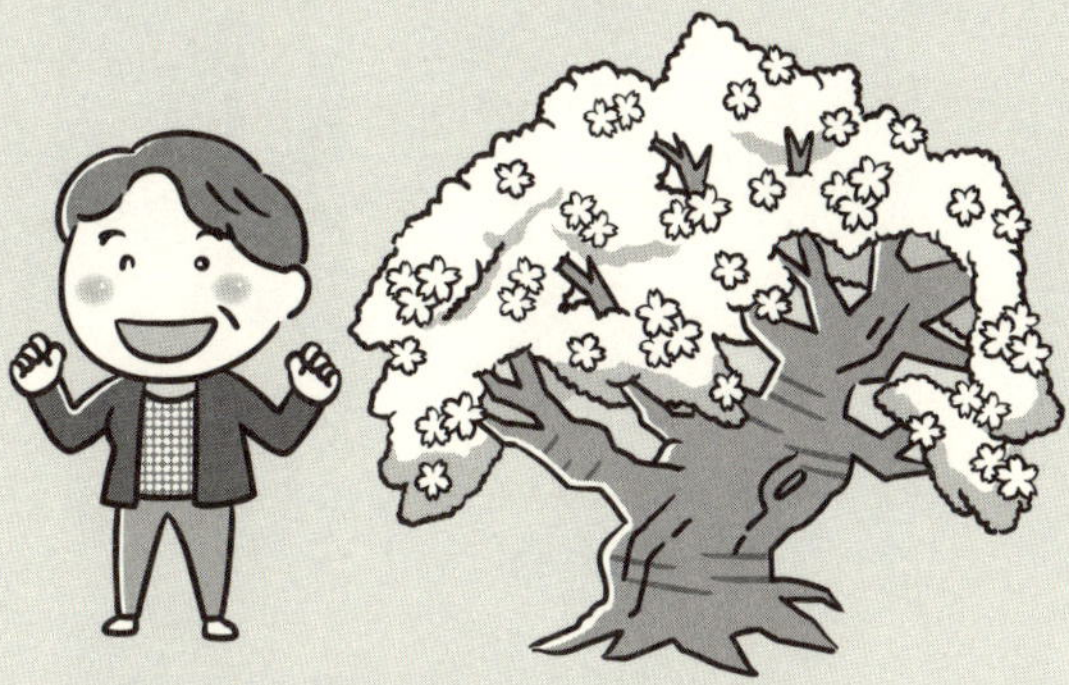

血管力が高い高齢者の体は、古木なのに満開である桜さながら。生活習慣の見直しや、ゾンビ体操などの適度な運動で、何歳からでも血管力は高められる!

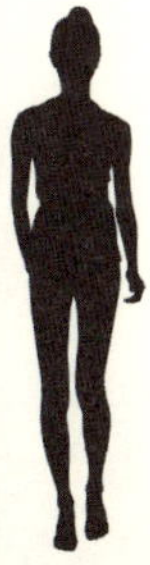

血管を若返らせる注目物質「NO《エヌオー》」を増やす

ゾンビ体操がどうして内皮細胞の機能を維持し、血管力を高めるのか。それは血管若返りの立役者である〝NO〟がカギを握っています。

NOは内皮細胞から分泌されている物質で、血液の流れをよくしたり、血管そのものをしなやかで丈夫にしたりするために働いています。

内皮細胞のバリア機能は、このNOが担っていると言ってもいいでしょう。NOは内皮細胞を守り、血管のしなやかさの保持に役立っています。

先ほど内皮細胞の機能は低下すると説明しましたが、その大きな原因は、加齢や乱れた生活習慣によって生じる内皮細胞の障害です。しかも、NOの分泌量が減ると内皮細胞の障害がさらに進み、ますますNOの分泌量が減り、血管力が低下してしまうという悪循環に陥ってしまいます。

ゾンビ体操はこのNOの分泌を促す血管若返り体操なのです。

ここで、NOの働きについて簡単にご説明しましょう。

NOが血管を守る力❶
血管を拡張させて血流をよくし、血圧を安定させる

NOが発見されたきっかけになった生理機能が、「血管を拡張させて血流をよくし、血圧を安定させる」ことです。

実はこのNO、体内での生理機能が明らかになったのは1980年代と、つい最近のことです。米国カリフォルニア大学ロサンゼルス校（UCLA）のルイス・イグナロ教授が、**血液内のNOが血管の筋肉を弛緩《しかん》させて血管を拡張し、血液を流れやすくしているという生理機能を発見**しました。

イグナロ教授はこの発見によって、1998年にノーベル医学・生理学賞を受賞していますから、NOがどれだけ画期的な発見だったかがわかるでしょう。

この研究報告によって、**NOが心筋梗塞や脳卒中など血管の病気の予防や改善に役立つのではないかと期待され、さらに研究が進められています。**

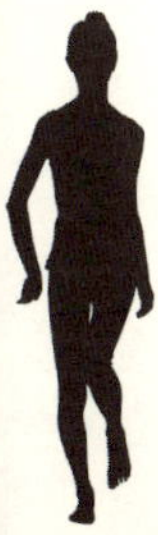

NOが血管を守る力❷
内皮機能を高め、動脈硬化を予防する

内皮細胞には、血液が血管から漏れ出さないようにしたり、血管のしなやかさを保ったり、血管の炎症を抑えたり、血栓《けっせん》（血のかたまり）をできにくくしたり、さらに血管に傷がついたときには止血したり、血管をつくるために必要な細胞増殖因子をつくり出したりなど、さまざまな役割があります。

そのなかでも、**内皮細胞は動脈硬化の予防のために大変重要な役割を担っています。**

内皮機能が加齢、高血圧、高血糖、脂質異常症、喫煙、ストレスなどによって低下すると、動脈硬化がどんどん進行していきます。

内皮機能の低下とともにNOの分泌量は減少し、動脈硬化が進みます。逆に**NOがちょうどよく分泌されていれば血管を若々しく保つことに役立ちます。**

動脈硬化については後ほど詳しく紹介しますので、そちらをお読みください。

NOが血管を守る力❸
傷ついた血管を修復する

NOのもうひとつ忘れてはならない大事な役割が、傷ついた血管を修復する「血管保護作用」です。先ほど、内皮細胞は血管のバリアと言いましたが、そのバリアとしての機能を支えているのがまさしくNOなのです。

NOは、血管内の炎症やプラークと呼ばれる動脈硬化のコブを修復し、血小板が凝集して血栓ができるのを防ぎます。血管がつまったり、切れたりしないよう働くことで、NOは血管を守るためにがんばっているのです。

ゾンビ体操が
血管力を高める
3

血管をサビさせる動脈硬化を抑制する

ここで血管を老化させる諸悪の根源である動脈硬化について触れておきましょう。

若い頃はしなやかで弾力のある血管が、加齢や高血圧、糖尿病、脂質異常症、喫煙、ストレスなどによってしなやかさを失い、かたくなっていきます。

さらに、かたくなった血管の内側にプラークと呼ばれるコブができることで狭くなると、血流が滞ってしまいます。これがいわゆる血管の老化、動脈硬化です。

動脈硬化は加齢とともに徐々に進行していきますが、先ほど挙げた要因が重なると年齢の変化を超えて進行してしまうことがあります。

その結果、血管が切れたり、つまったりして、脳卒中や心筋梗塞などを引き起こし、最悪の場合には突然死や寝たきりをもたらす深刻な病気を招いてしまいます。

先ほど紹介した**NOが十分に分泌されていれば、動脈硬化が過度に進行しないよう食い止めてくれます。**

つまらない、切れない血管をつくるためには、ＮＯをいかにして分泌するかがとても大切なのです。

ＮＯの分泌を促すもっとも簡単な方法、それは有酸素運動で「血流をよくすること」です。有酸素運動を行っているときは、動脈が拡張して血液の循環がよくなり、ＮＯがバンバン出ています。ＮＯには血管を拡張させる働きがあるので、ＮＯがたくさん出るようになると、さらに血流がよくなります。

筋肉を収縮させて全身の血流をよくする有酸素運動は、血管をやさしくもみほぐしてＮＯの分泌を促すリラックスマッサージのようなものです。

この「血流をよくする」という言葉、この本の至る所に出てきていますね。

そうです。**ゾンビ体操はまさしく、全身の血流をよくする有酸素運動**なのです。ゾンビ体操こそ、ＮＯの分泌を促す究極の血管リラックスマッサージと言ってもいいでしょう。

ゾンビ体操を行えば、ＮＯがどんどん分泌されて、動脈硬化予防になります。

健康診断でも見逃されがちな隠れ三大生活習慣病を予防・改善する

ゾンビ体操でNOの分泌を促せば動脈硬化の予防だけでなく、「高血圧」「糖尿病」「脂質異常症」などの生活習慣病の予防にもつながります。特に私が効果的だと思っているのが、健康診断などでも見逃されがちな「隠れ三大生活習慣病」です。

血圧や血液中の糖や脂質の値は、生活のなかで変化しています。ある程度進行すると、高い数値が続くようになりますが、実は、その一歩手前、初期の頃で症状が進行していないときには、一時的に高くなるだけで、しばらくすると元に戻ります。

例えば、血圧はストレスがかかったときに高くなりますが、ずっと高いわけではなく、高くなったり、低くなったりしています。血糖や脂質も食後に数値が正常値を超えて上昇したとしても、しばらくすると元に戻ります。

こうした、**明らかに病気とは診断されないけれど、こっそりと潜んでいる隠れ生活習慣病が「仮面高血圧」「仮面高血糖」「仮面脂質異常」**です。

本来なら、こうした初期の段階で生活習慣を見直せば、ほとんどの人が正常に回復します。ところが、気がつかず放置してしまうと、遠くない未来に仮面がはがれ、完全な生活習慣病へと進行してしまいます。ゾンビ体操はその予防に役立ちます。

三大「仮面」生活習慣病について、簡単にご説明しましょう。

仮面高血圧

病院で血圧をはかると正常なのに、家庭や職場ではかると血圧が高くなることを「仮面高血圧」と呼びます。

特に、朝起きた直後の血圧は高くなりやすく「早朝高血圧」と呼ばれています。早朝高血圧には、通常なら低くなるはずの夜間から早朝にかけて血圧が高い状態が続く「夜間持続型」と明け方から急に血圧が上昇する「早朝上昇型」があります。

病院ではかったときや、起きて活動しているときにはそれほど高くなくても、早朝の血圧が高い人は要注意です。自分の血圧状態を知るためには、日頃から血圧をはかる習慣をつけましょう。

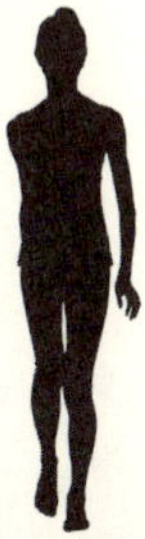

仮面高血圧を見つけるには、朝起きて1時間以内に排尿を済ませた後に血圧をはかりましょう。座って2分間ほど息を整えてから、連続して2回はかります。上の血圧（収縮期血圧）が2回とも135㎜Hg以上、もしくは下の血圧（拡張期血圧）が85㎜Hg以上の場合は早朝高血圧と診断されます。

基本的には、病院ではかるよりも家庭ではかるほうが低めの値になりますが、これは家庭ではかるときのほうがリラックスしているからです。病院ではかるときに緊張して高い数値になる場合は「白衣高血圧」と呼ばれます。

仮面高血糖（食後高血糖）

血液中のブドウ糖が増え、血糖値が下がらない状態がずっと続くことを糖尿病と呼びます。糖尿病には遺伝的要因やウイルス感染などでインスリンが分泌できない「1型糖尿病」と、生活習慣などによってインスリンの効きが悪くなったり、インスリンの分泌量が低下して血糖値が下がらなくなる「2型糖尿病」があります。

これ以外に**食後数時間だけ血糖値が正常値を超えて高くなる「食後高血糖」の状態**

があります。これが、仮面高血糖と呼ばれる状態です。

健康診断のときに空腹時血糖値が100~125mg／dLないしは、HbA1cが5・6~6・4%とやや高めだったりした人は、食後高血糖が疑われます。

仮面脂質異常（食後脂質異常）

血液中の脂質には、LDL（悪玉）コレステロール、HDL（善玉）コレステロール、中性脂肪などがあります。

LDLコレステロールが一定量を超えると、血管壁に沈着して動脈硬化の原因となります。また、HDLコレステロールは血管壁の余分なコレステロールを回収するので、少なすぎると、動脈硬化が進行します。

中性脂肪は、LDLコレステロールをより動脈硬化を起こしやすい型に変えたり、HDLコレステロールを減らしたりすることで、動脈硬化のリスクを高めます。

食後に中性脂肪が高くなることは「仮面脂質異常」とされ、動脈硬化のリスクを高めると言われています。

ゾンビ体操が
血管力を高める

5

脳梗塞や狭心症などの血管事故による病気を予防する

私たちの体にはすみずみまで血管が張り巡らされています。体内の血管すべてをつなぎ合わせるとおよそ9~10万キロメートル（地球を約2周半する長さ）もあるというのですから、血管がどれだけ長いかわかりますね。

この長い血管のどこかが切れたり、つまったりして起こるのが「血管事故」。血管事故は体のあらゆるところで起こります。

例えば脳の血管に起これば脳梗塞、脳出血、くも膜下出血などを発症しますし、脳血管性認知症の原因にもなります。心臓に起こる血管事故には、心筋梗塞や狭心症などがあり、大動脈では、大動脈瘤《だいどうみゃくりゅう》、大動脈解離《だいどうみゃくかいり》などがあります。腎臓の動脈で起こると腎硬化症、腎不全など人工透析や腎臓移植まで必要となる深刻な病気を引き起こします。

これら血管事故のほとんどは自覚症状がないまま進行して、ある日突然発症します。なかには生命に関わるものも少なくありません。そのため、血管事故はサイレントキラー（静かな殺し屋）と呼ばれるほどです。こうした深刻な血管の病気を引き起こすのが、先にご説明した「隠れ三大生活習慣病」なのです。

こうした**深刻な病気を引き起こす前に、ゾンビ体操で血管力を高めてほしい**、そう願っています。

ゾンビ体操はたった3分程度の気楽な運動です。それでも三日坊主になってしまうこともあるでしょう。そんな人には、**日常生活の中にゾンビ体操を組み込んだ、〝ゾンビ生活〟がおすすめ**です。

朝起きたら、一日をゾンビになってスタートです。寝室から洗面所、トイレ、そして台所へとゾンビ体操をしながら移動してみてください。日中は、家や職場内での短い距離の移動のときゾンビ体操をしてみましょう。午後のおやつをたくさん食べてしまったら、食後のゾンビ体操で「無かった」ことに！　そして、夜の入浴前、居間か

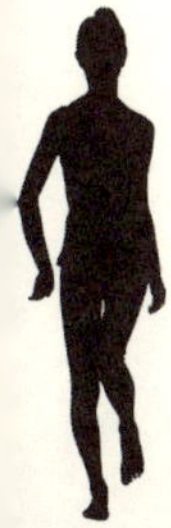

らお風呂場までの移動はゾンビ体操で…。

いかがでしょうか。日常の何気ない時間に行うゾンビ体操であっても、そのつど内皮細胞からNOが出て、血管力がアップします。

これまで、ひとたび動脈硬化が進行した血管は二度と元に戻らないと考えられてきましたが、最近の研究で、血管は何歳になっても若返ることがわかっています。

あなたも今日からゾンビ体操を始めて、忍び寄る血管事故を予防しましょう。

ゾンビ体操が筋肉や骨を丈夫にする ①

ゾンビ体操が筋肉や骨を丈夫にする

心拍数が上がりすぎないから続けやすい

ゾンビ体操を考案するときに参考したのが、福岡大学スポーツ科学部の田中宏暁教授が提唱する「スロージョギング」や「スローステップ」です。

これは足指の付け根から着地するようにその場で足踏みする方法で、体と心、脳を健やかに保つ効果が期待できます。このように足先から着地する歩き方は、人間にとって最も自然な歩き方で、ひざや腰にも負担がかかりにくいです。

また、足踏みするスピードは自分で調節できるので、無理のない負荷から始められて、続けやすいというのも魅力です。

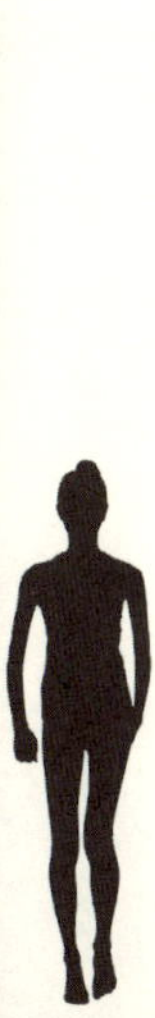

その場足踏みはとても単純で簡単な動作ですが、1秒間に2歩程度のスピードで行った場合には、自転車に乗っているときと同じくらいの運動強度がかかっています。**何もせずに安静にしているときに比べると、3倍の運動強度がある**というのですから、ちょっとした運動でも続けることのメリットをわかっていただけるのではないでしょうか。

足踏みをジョギングくらいまでスピードアップすると運動強度はさらに上がり、より効果的な有酸素運動になります。

ひざを90度まで持ち上げる「もも上げ体操」（31ページ参照）をプラスすると、効率よく筋肉が鍛えられるので、より高い運動効果が実感できます。筋力をつけたいという人にはおすすめです。

足踏みやジョギング、もも上げの際に注意してほしいのは、ドキドキして息切れするほど心拍数が上がりすぎないように行うことです。

ゾンビ体操が筋肉や骨を丈夫にする ②

その場足踏みで下半身の筋肉がつく

その場で足踏みしているだけでも、筋肉をしっかり使っています。

１秒間に２歩、早足で足踏みするとして、３分間歩くと３６０歩です。たったそれだけ、と思ったあなた。よく考えてみてください。

いつも、１日に何歩くらい歩いていますか？

もし、通勤に車を使い、仕事もデスクワーク中心なら、１日に３０００歩くらいしか歩いていないという人もいるのではないでしょうか。

ふだん運動していない人にとって３６０歩はかなりの運動量になります。

さらに、**ひざを90度くらいまで上げるようにすると、太ももの付け根からひざ上にかけての筋肉や、お尻の筋肉、上半身と下半身をつないでいる腸腰筋など、ふつうに歩いているのでは鍛えられない、下半身の筋肉を使うことになります。**

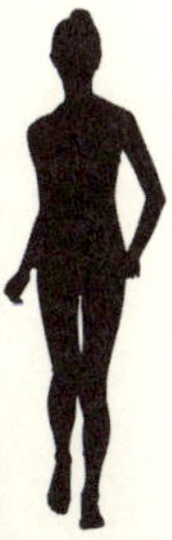

ゾンビ体操はその場から移動しません。さらにハアハアと息が上がることもないので、それほど強い運動ではないように感じるかもしれません。でも、**毎日続けることで着実に下半身の筋肉がついていきます。**

この「続けること」が大事なのです。

いきなりハードな運動を始めたとしても、三日坊主になってしまっては意味がありません。

負担にならない、軽い運動を毎日続けることが、筋肉の強化には何より大切なのです。そして、続けるためには楽しいほうがいいに決まっています。

ゾンビ体操は動きがユーモラスで、やっている本人も、それを見ている家族もなんとなく楽しくなってきます。

楽しいから続ける時間が長くなり、それによって体が引き締まったり、血圧や血糖値が改善したり、目に見える効果が感じられるようになります。すると、もっとゾンビ体操をするようになる、というよい循環が生まれるのです。

3

重力と足踏みが骨を丈夫にする

単に足踏みをしているだけで、骨まで強くなるんだろうか、そんな疑問を感じる方がいらっしゃいます。

答えは「はい」です。

ゾンビ体操でも十分、骨を丈夫にすることができます。

骨や筋肉の強化には重力が関係しています。かつて、宇宙飛行士が長期間、宇宙に滞在したときに、地球に戻った頃には骨量や筋肉が減ってしまって、歩くのが困難な状態となってしまいました。これは、宇宙に重力がないからです。

地球上には重力が存在し、立っているときは体の重さが、体を支える下半身にかかっています。骨がどれくらい丈夫になるかは、「重力の大きさ」×「重力をかけている時間」で決まると言われています。

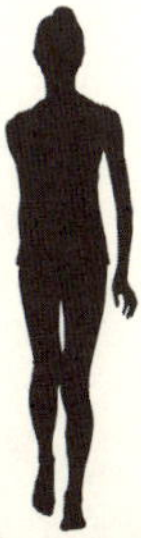

ダンベルを持ち上げたり、負荷の強い筋トレをしたほうが、骨は丈夫になると思っている人が多いようですが、もっと楽な運動でも、骨を強化することは可能です。むしろ筋肉への負荷が大きい運動は、体内の活性酸素を増やすため、血圧の上昇を招き、かえって血管に負担がかかるというデメリットもあります。

激しい運動を短時間行うよりも、負荷が少なく、無理のない運動、例えば**ゾンビ体操を少し長めに行うほうが、長い目で見ると筋肉や骨を強化することに役立ちます。**

歩いているとき、あなたの体重は片足ずつにかかります。ベンチプレスなどに比べれば、かかっている重力は小さいかもしれませんが、**歩くという単純な動作でも、長時間続ければ、骨への刺激は大きくなります。**

ベンチプレスを1分間も続けることは難しいですが、ゾンビ体操くらいのほどよい刺激ならば、長時間続けられ、骨の強化につながるのです。

ゾンビ体操が筋肉や骨を丈夫にする

4

寝たきり予防に効果絶大

筋肉や骨が丈夫になると、どんなメリットがあるのでしょうか。

何といってもいちばんに挙げられるのが「寝たきり」予防になるということです。

日本人の平均寿命は世界でもトップクラスです。これはすばらしいことですが、平均寿命には「寝たきり」で過ごす期間も含まれています。

そこで、介護を必要としないで日常生活を送ることができる年齢を示す「健康寿命」が注目されるようになりました。

平成25年のデータを見ると、日本人の平均寿命が男性80・21歳、女性86・61歳なのに対して、健康寿命は男性71・19歳、女性74・21歳です。男性では約9年間、女性では約12年間という、寝たきりの状態が存在することになります。

寝たきりになると、本人がつらいのはもちろんですが、介護をする家族にも大きな

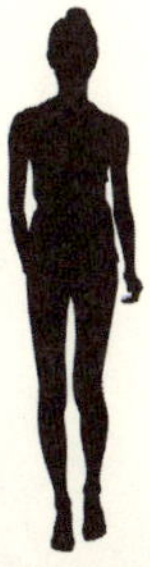

負担がかかります。どうせ長生きするのなら、好きなところに出かけたり、家族と楽しく過ごしたりしたほうがいいですよね。

充実して生き生きとした生活を送るためにも、**寝たきりにならないよう、筋肉や骨を強化することがとても重要です。ゾンビ体操は筋肉や骨を丈夫にして、**寝たきりや要介護につながる、次のような病気を予防してくれます。

●**ロコモティブシンドローム**…加齢や運動不足などによって、筋力や骨が弱くなり、持久力やバランス能力が低下すること。

●**サルコペニア肥満**…加齢や運動不足などによって筋肉が減少し、脂肪が増えた状態。一見、太っていないように見えるが、生活習慣病を発症するリスクが高い。

●**骨粗しょう症**…骨に蓄積されているミネラルが減って、骨に小さな穴がたくさん生じてスポンジのようになり、もろくなった状態。

ゾンビ体操が脳と心を強くする

ゾンビ体操が脳と心を強くする

① 自律神経を整える

ゾンビ体操のメリットのなかでも、特に声を大にして言いたいのが、自律神経への働きかけです。

自律神経とは、意思に関係なく私たちの体をコントロールしている神経です。

自律神経には、活動しているときや緊張したとき、ストレスがかかっているときに働く「**交感神経**」と、休んでいるときや眠っているとき、リラックスしているときに働く「**副交感神経**」があり、このふたつがお互いにバランスをとりながら、体をコントロールしています。

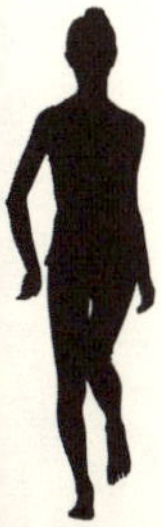

ところが、忙しく、ストレスがたまりがちな現代人は、常に緊張していて交感神経が優位になりがちです。ホッとする時間を持ったり、ぐっすり眠ることができれば副交感神経に切り替えることができますが、この切り替えがなかなかうまくできないという人が少なくありません。

基本的に、運動は交感神経を刺激します。ただ、運動した後には全身の血流がよくなり、筋肉がほぐれ、内臓が活発に動くようになって副交感神経が優位になります。

ゾンビ体操をしているときは交感神経が刺激されていますが、運動後には副交感神経にスムーズに切り替わりやすくなっています。

特に上半身のイヤイヤ運動は、手をだらんと下げて、自然に手をぶらぶらとさせて体をリラックスさせます。**上半身のイヤイヤ運動を組み合わせたゾンビ体操は、副交感神経を刺激する要素も兼ね備えた運動**なのです。

ゾンビ体操が脳と心を強くする

2

脳を活性化する

体を動かすと、脳の神経細胞が増えて、活性化すると言われています。

基本的に、脳の神経細胞はある程度まで成長すると、それ以上増えないと考えられていました。

ところが、1980年代に脳の神経細胞を増殖させるタンパク質が発見されて、大人になっても増えることが証明されました。

とはいえ、脳の神経細胞を増やすのはなかなか難しいことです。

唯一、確実に増やすとわかっているのが、有酸素運動です。

そのメカニズムはまだはっきりとわかっていませんが、どうやら脳の前頭前野と海馬と呼ばれる部分の神経細胞が増えるそうです。

脳の前頭前野は、脳のなかでももっとも重要な部分で、ものごとを考えたり、感情

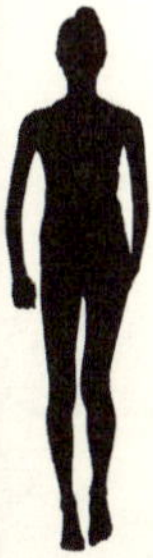

をコントロールしたり、意思を決めたりなど、私たちの行動基準となる思考を決める部分。そのため「人間が人間らしくあるため」にとても重要な役割を担っていると言われています。

海馬は、新しく得た情報を保存して、長期的な記憶としてとどめるかどうかを判断する部分です。アルツハイマー型認知症が進行すると、この海馬が萎縮《いしゅく》してしまいます。海馬が萎縮するとともに、認知機能は低下してしまうのです。

前頭前野、海馬のどちらも、私たちがものを考えたり、行動したりするときに重要な役割を担っています。

40代を過ぎると、加齢とともに脳の神経細胞は減少していきますが、運動することでそれを食い止めたり、ゆるやかにしたりすることができます。

あなたも**ゾンビ体操で、ボケ知らずの脳を手に入れましょう。**

ゾンビ体操が免疫力をアップする

ゾンビ体操が免疫力をアップする

①

免疫細胞を活性化する

運動不足ががんのリスクを上昇させると言われていますが、これには、免疫力の低下が関係しています。

がん細胞を攻撃する免疫細胞の代表であるＮＫ細胞は、運動すると活性化し、運動しないと働きが低下することがわかっています。

適度な運動を継続している人は、ＮＫ細胞が活性化し、免疫力が高い状態を維持できていることも明らかになっています。

ただ、運動の種類に注意が必要で、激しい運動や2時間を超えるような長時間の運

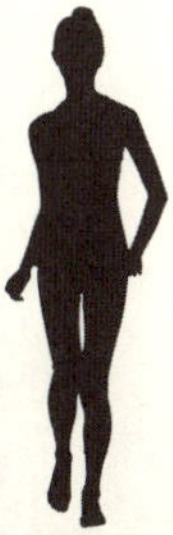

動はかえって、ＮＫ細胞の働きが低下して、免疫力が下がってしまうのです。

いくら運動がいいからといって、心拍数が上がりすぎる激しい運動をしたり、長時間の運動をしていると、免疫力を下げてしまいます。免疫力アップのためには、心拍数が上がりすぎない適度な運動を習慣にすることが大切なのです。

まさにゾンビ体操そのものではないでしょうか。

心拍数が上がりすぎない適度な運動。さらに、いつでもどこでもできるので続けやすい。ゾンビ体操は、免疫力アップに役立つ運動そのものと言えます。

運動が習慣になると、体を動かしていて、**楽しい、心地いいと感じたときに出てくるβ《ベータ》エンドルフィンという物質が脳から分泌されます。**これがＮＫ細胞と結びつくことで、さらに免疫力がアップするという研究報告もあります。

体を動かすことを、無理なく、楽しく習慣づけることができるゾンビ体操は、免疫力アップに役立ちます。

ゾンビ体操が
免疫力を
アップする
2

免疫細胞のリンパ球を増やす

最新の研究で、筋肉そのものが免疫力アップに一役買っていることが明らかになりました。なんと、**筋肉量が多い人は少ない人に比べて、病気になったときの死亡率が半分以下になる**ということがわかったのです。

これは、筋肉が増えると免疫細胞のリンパ球が増えることに理由があります。

病気など、私たちの体が危機的な状況になると、筋肉が壊れてグルタミンというアミノ酸の一種が分泌されます。グルタミンはリンパ球を増やす働きがあるため、筋肉量が多いほど、免疫力がアップし、病気にかかりにくく、死亡率も低くなるのです。

いざというときの免疫力を確保するためには、ふだんから運動をして筋肉をしっかりつけておくことがとても大切です。

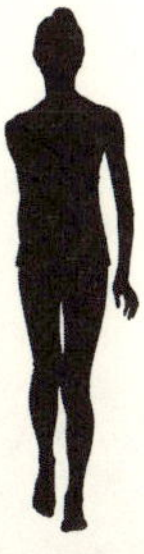

筋肉は、少しきつめの運動をした後や、良質なタンパク質を豊富に含むものを食べると、たくさんつくることができます。運動後に牛乳を飲んだ人と飲まない人を比べると、牛乳を飲んだ人は飲まなかった人に比べて、脚の筋肉が2倍近く増えていたという報告もあります。

牛乳やヨーグルト、肉などの良質なタンパク質を食べるとともに、毎日ゾンビ体操を行うことで効率よく筋肉をつくり、免疫力をアップしましょう。

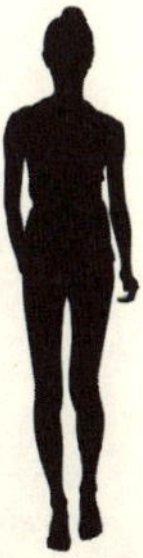

コラム3

あなたの〝NO力〟をチェックしてみよう！

NOがどの程度分泌されているかは、生活習慣でかなり違ってきます。次に挙げる項目に当てはまった人は、その数が多いほど赤信号状態です。今日からゾンビ体操を行って、NOをどんどん出しましょう！

□完璧主義、せっかちで時間にうるさい。いつも仕事に追われている
□肉が好きで魚はあまり食べない
□野菜はあまり好きではないので食べない
□何にでもしょうゆやソースをかけ、濃い味つけを好む
□食事の回数や食事をとる時間が不規則になることが多い
□食べるスピードが速く、食事は10分で食べ終わる
□ストレスがたまっていると感じる
□暴飲暴食してしまう
□運動はほとんどしない。体を動かすことが好きではない。

□夜更かしすることが多く、就寝・起床時間が不規則になりがち
□睡眠時間は5時間以下と短め
□眠りが浅く、夜中に目覚めることが多い（夜、ぐっすりと眠れない）
□冷え性に悩まされている
□タバコを吸っている
□腹囲が男性85㎝以上、女性90㎝以上
□空腹時血糖値が１１０㎎／dL以上
□収縮期血圧が１３０㎜Hg以上、あるいは拡張期血圧が85㎜Hg以上
□中性脂肪１５０㎎／dL以上、ＬＤＬコレステロール１４０㎎／dL以上、ＨＤＬコレステロール40㎎未満のうち、１つ以上当てはまる

おわりに

健康のために運動が欠かせないことはもはや改めて言うまでもありません。

健康のためにさまざまな運動療法があり、すばらしいものがたくさんあります。でも、どれだけいい運動でも、やってみないことにはなんの効果もありません。

健康のために運動をしたい、でもできない。

私の医院にもそんな患者さんがたくさんいらっしゃいます。


ゾンビ体操はそんな運動に対して苦手意識のある患者さんのために考案した、日常で体を動かすための第一歩となる体操です。

運動を専門に研究されている方は、これだけでは不足だとおっしゃるかもしれません。たったこれだけの運動では力不足と言う方もいらっしゃるでしょう。

でも、私は長年の臨床経験から、何事もやってみないと始まらない、この第一歩にとても大きな意味があると感じています。

運動も同じです。いくら絶大な効果があるとわかっていても、いきなりマラソンを始めることはできません。運動していない人にとっては、ウォーキングだっておっくうでしょう。最初は、1分でも3分でもいいので体を動かすことが大切なのです。実際に体を動かすと、運動する意味や楽しさを実感できます。そうすると、自分からやりたいと感じ、習慣になります。これがとても大事です。

そのためには、楽しく手軽にどこでもできる、そんな運動がないか、そう考えに考えてたどり着いた運動がゾンビ体操です。

どんな状況でもできる、すばらしい可能性を秘めた体操、それがゾンビ体操です。あなたも今日からゾンビになって、その効果を実感してください。

池谷敏郎

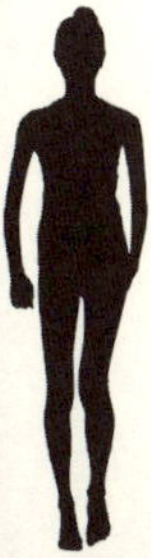

血管・骨・筋肉を強くする！

ゾンビ体操

発行日　2015年 3月 5日　第1刷
発行日　2019年 7月23日　第3刷

著者　池谷敏郎

本書プロジェクトチーム
編集統括　柿内尚文
編集担当　小林英史
デザイン　細山田光宣＋柏倉美地（細山田デザイン事務所）
撮影　浦川一憲（IKKEN）
モデル　寸田加奈絵
ヘア＆メイク　片桐麻子
イラスト　キットデザイン
編集協力　大政智子、堀田康子
校正　南本由加子

営業統括　丸山敏生
営業担当　増尾友裕
営業　池田孝一郎、熊切絵理、石井耕平、大原桂子、桐山敦子、綱脇愛、渋谷香、寺内未来子、櫻井恵子、吉村寿美子、矢橋寛子、遠藤真知子、森田真紀、大村かおり、高垣真美、高垣知子、柏原由美、菊山清佳
プロモーション　山田美恵、林屋成一郎
講演・マネジメント事業　斎藤和佳、高間裕子、志水公美

編集　舘瑞恵、栗田亘、村上芳子、堀田孝之、大住兼正、菊地貴広、千田真由、生越こずえ、名児耶美咲
メディア開発　池田剛、中山景、中村悟志
マネジメント　坂下毅
発行人　高橋克佳

発行所　株式会社アスコム

〒105-0003
東京都港区西新橋2-23-1　3東洋海事ビル
編集部　TEL：03-5425-6627
営業部　TEL：03-5425-6626　FAX：03-5425-6770

印刷・製本　株式会社廣済堂

Printed in Japan ISBN 978-4-7762-0863-1